伤寒琢

马俊杰　编著

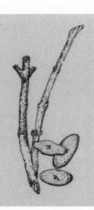

全国百佳图书出版单位
中国中医药出版社
·北京·

图书在版编目（CIP）数据

伤寒琢 / 马俊杰编著 . —北京：中国中医药出版社，2022.5
ISBN 978-7-5132-7518-7

Ⅰ . ①伤…　Ⅱ . ①马…　Ⅲ . ①《伤寒论》—研究
Ⅳ . ① R222.29

中国版本图书馆 CIP 数据核字（2022）第 050693 号

中国中医药出版社出版

北京经济技术开发区科创十三街 31 号院二区 8 号楼
邮政编码　100176
传真　010-64405721
三河市同力彩印有限公司印刷
各地新华书店经销

开本 710×1000　1/16　印张 14.75　彩插 0.5　字数 248 千字
2022 年 5 月第 1 版　2022 年 5 月第 1 次印刷
书号　ISBN 978 – 7 – 5132 – 7518 – 7

定价　72.00 元
网址　www.cptcm.com

服 务 热 线　010-64405510
购 书 热 线　010-89535836
维 权 打 假　010-64405753

微信服务号　zgzyycbs
微商城网址　https://kdt.im/LIdUGr
官 方 微 博　http://e.weibo.com/cptcm
天猫旗舰店网址　https://zgzyycbs.tmall.com

如有印装质量问题请与本社出版部联系（010-64405510）

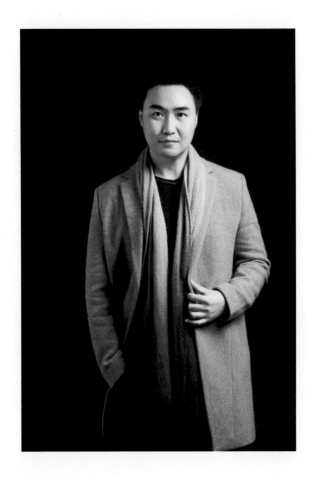

作者简介

马俊杰，字常风，江苏常熟人，中医学博士，南京中医药大学伤寒学副教授，副主任中医师，主要从事《伤寒论》理法方药及仲景学术流派研究；笔者有多年游医经历，常巡诊于南京、杭州、上海及常熟等地，每每门庭若市。悬壶、传教之际，勤于书写，以第一作者发表专业相关核心期刊论文 40 余篇，其中国家级文章近 20 篇，出版专著 4 部。

周　序

　　《伤寒论》乃中医临证宝典，其隐体显用的特质为大家所共识，而欲彰其用必先明其体，千余年来竟引无数英豪争相著述，以至学说蜂起。弟子马俊杰挚爱经典，汲汲仲景之学，结合自身临证所得，反复琢磨，写成《伤寒琢》。

　　书名用一"琢"字，最应明其用意所在。考"琢"乃多音字，有 zhuó 与 zuó 之分，而意蕴迥异，前者为雕琢之意，所谓"玉不琢，不成器"；后者则谓琢磨、思考、思量。书中内容尽是凭借作者临证案例，结合仲景之学仔细琢磨后的一得之见，显而易见，《伤寒琢》之"琢"取用了琢磨、思索、斟酌之意，这应该是作者用"琢"的本意。

　　全书以六经构筑框架，以临证案例为切入视角，琢磨、思量《伤寒论》本旨，既有传承，又有创新。有些新说虽未定成熟，却也言之成理，可作引玉之砖，值得大家围观。

　　经典强则中医强，结合临床研习经典则不致落入空谈。此书紧密联系临床，从临床中解读经典，琢磨经典。书中内容除能给大家带来认识《伤寒论》的新意外，其琢磨经典的方法似乎亦值得大家研习《伤寒论》时参考，故乐为之序。

周春祥

2022 年 3 月

马 序

　　《伤寒论》作为中医四大经典之一，为历代医家所推崇，被誉为"活人之说"。常读伤寒，每每有别样感触，是中医临证必备要著。

　　南京中医药大学对经典研究有悠久传统，从创校至今，大家云集，人才辈出，其中对《伤寒论》的研究，以陈亦人教授《伤寒论求是》最为经典，历来求学问道者不计其数。马俊杰为陈老徒孙，师承亦人先师得意门生顾武军教授、周春祥教授、赵鸣芳教授及陈宁勇教授，聆听其教诲，对《伤寒论》有极大热爱与追求，并深得真传。

　　马老师为学校中医青年教师典范，自幼深受中华传统文化熏陶，并很早接触《伤寒论》，对仲景之说深有研究，立志弘扬经典。《伤寒琢》一书为其对中医经典研究的传承创新之作，结合自身临证经验，反复琢磨、推敲，为当代中医经典研究又一佳作。此外，书中不仅重视学术传承，亦强调思辨，对目前学术界某些普遍认知提出质疑，进行探讨、辩论，其中很多观点为作者首创，仔细品读，可见其中深意。

　　作为中医读者，我们更期待遇到具有临床思维之经典解读，临证为中医之灵魂与生命，当须实践之作，方可经得起历史推敲，相信此书可为中医经典传承发展添砖加瓦！

　　作为中医人，我们对中医皆有情怀，此为责任，亦是动力，期望在中医之路上，聚合更多志同道合者，集思广益，博采众长，中医之再次兴盛指日而待！

马勇

2022 年 3 月

前　言

　　仲景之说传世几经波折，从王叔和整理《伤寒论》、孙思邈《千金翼方》收录，到宋代之前各个版本，残缺不齐或编排体例多样，深深影响了后世对《伤寒论》的传承发展。直到宋本《伤寒论》的出现，结束了《伤寒论》版本的混乱局面和传本歧出的历史。在此期间，其学术发展多以北方中原地区为主，然随着历史进程，此书曾一度濒临绝迹。

　　自古江南诸师对仲景之说皆甚为重视，药王孙思邈曾感慨"江南诸师秘仲景要方而不传"。仲景活人之书失于分享，致使多少生灵未得普救，实为一大憾事。直至明清时期，虞山赵用贤、赵开美父子刊刻《仲景全书》，其中包括翻刻宋版《伤寒论》，其精美高仿之临摹刊刻工艺，让后世能窥探宋版《伤寒论》之全貌，促进了经典在江南地区的大规模传播，为仲景之说北学南移奠定了基础。赵开美版《伤寒论》作为当今学者研究《伤寒论》的重要版本之一，受到学术界普遍重视，专家在编写教材时选用其中部分内容，多为中间10篇，即第5～14篇，共398条。当代医家在《伤寒论》方面之研究著作亦多以此为蓝本，其所引《伤寒论》条文数序也大多以此398条为准。今拙著《伤寒琢》亦是在反复研读此版经典基础上产生之灵感。作为常熟人，笔者以此开篇，亦有对家乡先贤传道经典、济世救人思想的传承之意。

　　凡为医者，以德为先，当有怜悯之心，视疾者如亲。我熟读经典，每每为仲景大医精诚之心所感动。仲景曾看到一个个鲜活生命因伤寒黯然逝去，内心感伤"家家有僵尸之痛，室室有号泣之哀"，正是此特殊时代背景，成为其学术思想形成之动力，故"感往昔之沦丧，伤横夭之莫救，乃勤求古训，博采众方"。此自私自利、麻木不仁之辈所不可及；医者当有崇高理想，及不为名利所羁绊之风骨，"上以疗君亲之疾，下以救贫贱之厄"，常存济世救人之心，富贵贫贱一视同仁，鄙视"但竞逐荣势，企踵权豪，孜孜汲汲，惟名利是务"之士。看当今部分医者，追逐名利、趋炎附势之恶习依然有之，正如仲景所谓"趋世之士，驰竞浮华，不固根本，忘躯徇物，危若冰谷，至于是也"，如此行医，何以为治，"皮之不存，毛将焉附"。此外，医者当心思缜密，性命所托，不可草草了事，仲景明确反对"省疾问病，务在口给，相对斯须，便处汤药，按寸不及尺，握手不及足，人迎趺阳，三部不参，动数发息，不满五十，短期未知决诊，九候曾无仿佛，明堂阙庭，尽不见察，所谓窥管而已"，此敷衍了事之态、心浮气躁之心乃医者大忌。

临证乃仲景学说生命所在，脱离临床实践谈《伤寒论》，如同无源之水，一时清澈，终将耗竭，又如无本之木，短期茂盛，难逃枯萎，常须识此，勿令误也。从临床实际出发，对经典条文及相关内容进行深入探析，再将理论回馈于临床，如此反复，不断研习，方可灵活变通，游刃有余。

《伤寒琢》，即是吾琢磨《伤寒论》，并结合目前学术界对《伤寒论》的普遍认识，有理有据进行思辨探讨，甚至有时提出质疑，反复斟酌，逐渐形成的些许认识。因吾囿于力薄才疏，故此粗陋之说仍须不断雕琢、打磨，正所谓玉不琢不成器，理不磨不成法，只为更深入理解仲景经典之精髓。其间部分理论为本人首提，值得商榷，只为抛砖引玉，望读者能一起探讨，盖《伤寒论》须常读常新，常辨常新，常琢常新。

马俊杰

2022 年元月

目　录

第1篇

《伤寒论》相反相成临证思路探析

中医异于西医，其认识世界万物、人体生命及证治疾病等皆与阴阳这一朴素唯物主义哲学思想密切相关，而阴阳之间相反相成，作为中医治病基本思想，为千百年来历代医家所推崇。提到辨证论治，多数医者常一味纠偏，如表闭发汗、阴虚滋阴、阳虚温阳、瘀血活血等，虽符合阴阳平衡之基本准则，然临证未必尽如此，平衡阴阳有时亦须相反相成。

一、阴阳互求，互根互用

阴中求阳、阳中求阴是中医基本阴阳生化思路，此在《伤寒论》及后世著作中皆有体现。仲景所治阳虚，有时未必单纯温阳，如运用白通加猪胆汁汤、通脉四逆加猪胆汁汤时，患者阳虚严重，阴盛格阳，温阳药物受到格拒，可适当加入咸寒养阴之猪胆汁甚至人尿反佐；仲景在真武汤、附子汤的配伍中皆注意运用阴柔之芍药来防附子过度温燥，以止其因火热太过而伤阴，一者温阳，一者滋阴，看似作用相反，却体现了中医方剂配伍中相反相成的经典配伍规律。阴药除制约阳药温燥之性外，亦可阴中求阳，使阳生而源源不断；而遇"遂漏不止"、阴液损伤之时，亦非直接滋阴，而用温阳，因阳易复、阴难生，正所谓"有形之阴液难以速生，无形之阳气首当急固"，故采用扶阳以固阴、阳中求阴的方法。

后世张景岳临证亦重视阴阳互求，如《景岳全书》滋阴名方左归丸加用鹿角胶、菟丝子以阳中求阴，而温阳之右归丸则加入地黄、山茱萸、山药、枸杞子等以阴中求阳，此即相反相成的思路。我在临证运用滋补法时，常识此理，组方配伍中，多以菟丝子配伍枸杞子、鹿角胶配伍龟甲胶等，每每皆疗效甚好。曾治一阴虚月事不调患者，初以滋阴药物用之收效甚微，后加入肉桂、附子等温阳之药，补脾肾以促滋阴药吸收，立竿见影。又治一阴伤肺癌患者，五心烦热，低热咳嗽，食欲不振，用滋养肺肾之滋阴药物，病证稍有改善，后加入吴茱萸汤，调理数月，食欲大增，诸症皆减，患病6年尚健在。

二、敛散相合，涩通如常

张仲景重视发散与收敛药相反相成。如《伤寒论》群方之冠桂枝汤，方中桂枝发汗解表，然发汗何以用酸敛阴柔之芍药？若虑发汗太过，是否只要减桂枝剂量即可？实则不然，仲景加用芍药有其深意，符合相反相成之精髓，一方面可以制约桂枝发汗之性，另外一方面亦能助汗源，促使桂枝更好发汗解表，再者芍药滋阴养血，亦可防止桂枝发汗之后正气损伤。再如运用温阳散水之真武汤时，以生姜与芍药配伍，散水与敛阴并用，祛水而不伤阴；又如仲景化寒痰、寒饮喜用五味子、干姜、细辛及半夏，此乃小青龙汤组方重要药物，干姜、细辛、半夏化痰饮可理解，然何以加用五味子？与上述温散药物相比，此药更为阴柔，发挥敛肺之效。除此方外，《伤寒论》中几处方药加减条文中，皆提及以五味子与干姜等配伍以敛散相合。

仲景不仅在发散治疗中加入敛阴药以促其力，在收敛治疗中适当加入通散之药，亦可协同收敛之效，如桃花汤，以赤石脂涩肠止泻，同时加干姜温散寒湿，涩中有散，又如苦酒汤，以米醋酸敛咽疮，配伍半夏辛散痰结，等等。我曾治一阴虚盗汗患者，诸多滋阴收敛方药皆用，虽有效然未尽全意，后无意加一味肉桂，引火归元，汗即得止。又治一阴虚遗精患者，以酸敛阴柔之药收敛止遗，病证常反复，遂加入鹿角片、桂枝以通止遗，数日见效，鲜有复遗。

三、寒温并用，燥滋相济

《伤寒论》中寒温并用方剂诸多，有治疗脾弱胃强之半夏、生姜及甘草泻心汤，有治疗肾虚胃火之附子泻心汤，常有将寒热药物相合比喻成冷、热水混成温水问题，此为误区。中医所谓寒、热药实乃药物作用于人体后的反应，寒热并非物理学之温度高低，实乃哲学概念，古人以药后反应来给药物属性分类。就半夏泻心汤而言，所治脾寒胃热。方中寒热药物各司其职，寒药清胃火，热药温脾阳，共同恢复脾胃之气机，后世治疗心肾不交之交泰丸，黄连苦寒清心火，配伍少许温热肉桂引火归元，亦是寒热配伍，相反相成之意。

提及心肾不交，除交泰丸外，《伤寒论》黄连阿胶鸡子黄汤亦为常见。方中阿胶、芍药、鸡子黄养阴，然黄连、黄芩燥湿，或许有认为燥伤阴，实则不然。中医有苦能坚阴之说，即指某些苦寒药物能泻火而达到存阴的目的。方中黄连、黄芩一方面可泻心火，另一方面可防止其过耗肾水，从而达到存阴目的，此燥滋相济为相反相成之体现。上述半夏泻心汤，方中半夏、干姜、黄连及黄芩化痰湿、燥湿热，人参、甘草及大枣甘温调补，有滋养作用，两组药配合，亦有燥滋相济之意。此外，《兰室秘藏》当归六黄汤同样如此。方中当归、生地黄、熟地黄滋阴，黄芩、黄柏、黄连燥湿。我临证治疗各种反复发作湿热下注妇科疾病时，常喜用此法，燥湿清热为祛邪之需，滋阴则为防久病湿热伤阴。我曾治一人乳头瘤病毒（HPV）核酸检测阳性的妇科炎症患者，过去间断口服及外用干扰素等抗病毒药物，病毒滴度时阴时阳，前医多以清热解毒、利湿通淋为治，然仅有初效，不久却复发，小便淋沥不尽，腰酸、下腹痛依旧，五心烦热，夜寐欠安，口干而腻，舌红苔黄，脉细濡。此湿热日久而伴阴虚火旺之证，然前仅以清热解毒利湿，而忽略阴伤之本质，故而反复，治以滋阴燥湿并行，不久起效。

四、动静结合，养血化瘀

动静结合是自然界万事万物之基本特征，亦是养生及临证用药的重要思路。如我们常用补血方——四物汤，方中地黄、芍药、当归养血，为何要加川芎？还有加桃仁、红花成桃红四物汤？地黄、芍药、当归养阴血属静养，然川芎、桃仁、红花包括当归的部分作用为动血，两者相合，动静结合，相反相成。

《伤寒论》中气血阴阳并补之炙甘草汤，治疗血虚寒凝之当归四逆加吴茱萸生姜汤，两方皆以清酒煮药。酒为热性、活血破血之物，与滋阴养血药物相伍，亦有动静结合之意，临证膏方运用过程中，或者阿胶、龟甲胶等胶类药物熬制过程中，常加适量黄酒即是如此。我临证治疗各种风湿痹痛或跌打损伤时，常喜用一民间小秘方——葡萄干泡酒。葡萄干酸甘化阴为静，酒活血化瘀为动，可配合其他方药使用，也可单独运用，效果均显著。我曾治一严重肩周炎患者，影像学检查示肩关节已变形近脱位，骨科要求其手术，患者胆怯求治于我。以此思路治疗，数月后疼痛消失，影像学复查已如常人。

动静结合，养血与化瘀相互影响，血足可促瘀化，化瘀又生新血，相反相成。我曾治一视瞻昏渺患者，半年前因左眼视物模糊在沪某医院诊断为视网膜黄斑病变，光学相干断层扫描技术（OCT）示黄斑区视网膜明显增厚，呈山峰样隆起，刻下倦怠乏力，时有口干，然似有痰，二便如常，舌暗苔腻，脉沉濡。此痰瘀互阻之证，亦伴血虚不荣于目，治以养血、破瘀并行，配伍调肝理气之品，方用桃红四物汤配合血府逐瘀汤、抵当汤等。反复调理3个月，视力大有改善，复查 OCT 示视网膜厚度已基本正常。

五、升降相应，和解枢机

《伤寒论》围绕气机升降相应的方剂众多，一升一降，调畅气机，和解枢机，如小柴胡汤，柴胡配黄芩，柴升芩降，和解半表半里枢机；半夏泻心汤，半夏、干姜辛开，黄连、黄芩苦降，和解半上半下枢机；干姜黄芩黄连人参汤、黄连汤则相较于半夏泻心汤一两黄连，用至三两以增其清胃火之力，分别治疗上热下寒之寒格证及腹痛呕吐证，等等。

我在临证中亦重视升降相应问题，用药过程中，除准确辨证之外，会加一些相反药物。如治疗淋证，在利尿通淋法之外，不忘用一些升提药物，如柴胡、桔梗及黄芪等，欲降先升，此即相反相成的思路。再如治疗鼻炎鼻窍不通患者，除运用宣肺通鼻窍药之外，常喜加入一些通畅腑气之药，如决明子、火麻仁、莱菔子、杏仁等。若患者腑气壅滞较为严重，大黄是多用之品，正所谓肺与大肠相表里，腑降则可更好宣肺，以降为升。基于同理，治疗便秘患者，在通腑气的同时，亦适当用宣肺之药或者歌唱练气之法，以升为降。

六、攻补兼施，祛邪扶正

攻补兼施是仲景常用相反相成治法，攻补相辅，有时攻可泄热排毒，固存阴液，防止阴液损伤，如少阴三急下证，患者少阴阴伤却腑气壅滞，进一步耗伤阴精，故用三承气汤釜底抽薪，此为单纯泻法存阴。然有时在滋补之时，亦可加入泻下药，以促进滋补药更好吸收。如炙甘草汤，方中用麻子仁润肠通便，以更好地相辅其他补益药物，以泻促补；而补则可增强正气，能更好耐受攻伐。如患者阴精已伤，却腑气不通，仲景用麻子仁丸通腑气，同时滋润肠道，后世医家的增液承气汤、黄龙汤亦是此意，即以补促泻。当然此"泻"不仅专指攻下，广义"泻"还有祛邪之意，有时亦可表现为利水湿。如钱乙《小儿药证直诀》所载六味地黄丸之三补三泻，其中就用茯苓、泽泻利水湿，以达补而不腻、泻而不伤之目的。

上述攻补兼施，实则祛邪扶正，祛邪可存正，同时扶正亦可更好祛邪。以小柴胡汤为例，方中除柴胡、黄芩和解少阳，半夏、生姜化痰止呕外，亦用人参、甘草及大枣健脾补气。脾气充盛，则少阳枢机可更易调达，且痰湿不易生成，否则甚会形成土虚木郁之相侮情况，柴胡桂枝干姜汤、柴胡桂枝汤在各自原有解释外，亦可作此理解，皆为相反相成思路的体现。此外，《伤寒论》中对于扶正，有时亦有"治未病"之意，即先安未受邪之地。小柴胡汤中运用健脾补气之药，即有"见肝之病，知肝传脾，当先实脾"之意。

我曾治一肾病患者，1年前因血压高、小便有泡沫而就诊。检查小便示蛋白（+++），隐血（+++），给予降压保肾治疗，血压及肾功能皆控制良好，1个月前因劳累伴发感冒，病证加重，近来虽感冒已愈，然疲劳乏力，口干喜冷饮，纳差腹胀，且大便黏腻不爽，易黏马桶而冲洗费事，股癣、脚气频发，舌淡苔黄腻，脉濡。此湿热内停伴气血两伤之证，治疗当祛邪扶正并重，攻补兼施，以当归补血汤配合木香槟榔丸等为治，数诊诸症消失，已复常态。

此外，临证部分久咳患者，每年数作，一般药物效果不显。曾有一段时间我拒绝治疗此病，因运用《伤寒论》及后世诸多止咳化痰方药鲜有起色而失去信心。然遇熟人之友求看此病，碍于面子，实难拒绝，勉强为之，所开方药大多为益气养阴之品，如沙参麦冬汤、生脉散等，未曾想1周后患者咳嗽大为改善，连服两周而获痊愈。此前发病皆要持续一到两个月才有好转迹象。此次较快缓解实属意外，起初我不以为然，以为碰巧而已。无独有偶，数日后其爱人亦患此疾，咳嗽阵作，入夜尤甚，遂又以此法治之，出人意料又速痊愈。于是我开始反思是否之前对此病认识有误，虽此类患者有痰湿证候，理当治以化痰止咳为要，然前期治疗为何始终无效，原来久病正伤，尤当重视补益，后改用相反治疗思路竟大获全效，一则祛邪，一则扶正，看似南辕北辙，却为相反相成之理也。

结语

相反相成为中医经典治疗特色之一，亦是方剂配伍的重要组成部分，此法有别于对单向纠偏调整的误识。此所谓"相反"是指药物性能相反，如药性的寒热温凉之异，作用趋向的升降浮沉之殊，功效的开阖补泻之别，通过相反药物的配伍，既可通过其互补或相助以增强疗效或产生新的功效，即所谓"反激增效"之意，又能够借其相互牵制之性而制约某种偏性。临证灵活运用，或敛散同用，或寒热并用，或刚柔相济，或消补兼施，或气血并治，或动静相宜，或表里兼顾，或升降相因，或举陷通淋，或润燥共用，抑或攻补兼施，皆为相反相成之实例，甚至有时正面治疗不行亦可相反而为，旁敲侧击，此围魏救赵之理也。

第2篇

仲景之说秘而不传在于量

量辨思想是中医辨证及方药运用的一大特点，早在《黄帝内经》即有量辨思想的雏形，如"恍惚之数，起于毫厘，毫厘之数，起于量度"。仲景在继承《内经》量度思想的基础上，进行了广泛而深入的延伸，其辨证论治思想中除存在定性研究外，尚有定量研究，定量研究作为定性研究的补充，两者相辅相成。作为辨证论治专书，《伤寒杂病论》在对六经疾病认识、证型诊断、治法运用、方药剂量、配伍比例及给药方式等方面皆重视量的思维，较好地把握了疾病证治过程中从简单到复杂量的概念。

一、六经时辰，定量消长

六经指太阳、阳明、少阳三阳，太阴、少阴、厥阴三阴，其根据阴阳消长、程度轻重来模糊定量，是仲景在继承《黄帝内经》"阴阳之气，各有多少，故曰三阴三阳也"的基础上而创立，以此而言，六经所包含的基本概念，即是阴气与阳气强弱之不同。对于疾病的传变亦有定量的模糊定义，如一日太阳，二日阳明，三日少阳，又如"发于阳，七日愈""发于阴，六日愈"。此虽是较为模糊的量值估算，然其中说明了一定的疾病传变及预后规律，亦为仲景量辨思想之体现。

再如六经病欲解时，每经皆有其特定时间点，此刻该经经气最旺盛，若患者病证不重，可能此时无药亦能恢复。若病者已服用对证方药，病邪未能解除，待到欲解时辰，借助此刻经气，药力正气合力，而易于祛邪病愈。此外，特定经气旺盛时间点，对诊断该经病变亦有一定参考价值，如口苦一症，若发生在寅至辰，即寅、卯、辰三个时辰，清晨3:00～9:00，则多可能为少阳病，因为此刻少阳经经气最旺。若发生在申至戌，即申、酉、戌三个时辰，15:00～21:00，则多可能为阳明病，因为此刻阳明经经气最旺。当然这只是大致判断，不是绝对的，临证当四诊合参，辨证论治，不可过度拘泥。

提及时间医学，《伤寒论》第54条运用桂枝汤时，"先其时发汗则愈"，就是在发热汗出发作之先，服用桂枝汤，使其在邪气发作之际到达病所，调和营卫，助正祛邪。此处仲景虽只提出了"先其时"的概念，然同时暗示还存在"其时"，甚至是"其时后"的量化思想。虽然此处病患出现发热汗出之"其时"及医家运用桂枝汤之"先其时"具体时间点无法精确判断，然却可按照疾病发展规律大致做出估算，此为仲景对疾病发病时间诊断时量辨思想的体现。此外，"先其时""其时"各自所对应的疾病状态、正邪关系等证候相关因素，亦为仲景量辨思想在疾病综合诊断中的体现，仲景要对后世表达的思想，即是在定性辨证明确疾病证型的基础上，密切观察患者的发病特征，并做出模糊判断。虽带有医者一定的主观性，然毕竟是对疾病发展过程的一种初步判断，为随之而来方药运用提供了相对有效的参考。

二、疾病诊断，性量结合

仲景在疾病诊断中除须做出定性判断外，亦重视对"量"的把握，就单纯症状而言，就有程度的不同。如表郁轻证发热恶寒之"一日二三度发"或"一日再发"，即是对表郁程度的一种大致判断；如口苦问题，其程度往往少阳甚于阳明；如对腹痛描述，黄连汤为"腹中痛"，大承气汤为"腹满不减，减不足言"，大陷胸汤则是"从心下至少腹硬满而痛不可近"。再如少阴阳虚脉象，随着阳虚程度的加重，脉象逐渐发生变化，脉沉、脉微细、脉微欲绝、利止脉不出、厥逆无脉，甚至脉暴出者死；而桂枝汤的脉象，亦有脉浮、脉浮弱、脉浮缓及脉浮数等不同，亦皆为量辨思想之体现。

就证而言，定性辨证虽能判断疾病大致特征，然由于当时医疗水平、思维方式等限制，有时并不能对疾病做出完全准确判断，故仲景在疾病辨证时除重视"观其脉证，知犯何逆"外，同时亦注重对"量"的把握。从定量辨证角度看，"证"实质上是对疾病从量变到质变，或从简单到复杂发展链中一个个具体环节或要素的规定，虽为比较笼统的模糊识别，然作为定性辨证的有利补充，使辨证论治更为准确有效。

如果说定性辨证是对疾病本质的一种抽象表达，那么定量辨证则揭示了疾病本质之间的联系和发展。辨证只有定性与定量相结合，才能使中医学辨证体系更趋完善和科学。如瘀热互结证，《伤寒论》中有桃核承气汤及抵当汤等不同方证，根据瘀热互结程度及瘀与热比例的不同，所选方药亦不同。参照表里同治中表兼里实的治疗原则，一般情况先表后里，里实重则先里后表。同样是瘀热互结兼有表证，原文中桃核承气汤需要表证解除后方可使用，而抵当汤则直接攻里，可以看出两方证对应里实程度的轻重。此外，桃核承气汤组方有调胃承气汤的影子，泄热作用较强，而该方化瘀作用相对偏弱，故其所治之证以热为主，而抵当汤有虫类药破血逐瘀，然泄热作用较前方为弱，故其对应之证以瘀为主。

三、治法选择，以量为参

仲景在治法选择时亦有量的考虑，采用何法治疗，如何把握度，皆有其法则。如在《伤寒论》太阴病篇，在采用温脾阳治疗时，却言"宜服四逆辈"，此四逆辈乃理中汤、四逆汤一类方子，理中汤温脾阳，尚可理解，然何以用四逆汤，有时患者并未出现肾阳虚衰等少阴病的情况，然单纯温脾阳效果不显，则须温阳法升级，即以温肾阳药物来暖脾阳，通过温煦命门之火来暖土，在此看来，附子与干姜，不单是温肾与温脾之不同，更多是温阳力度之差异，即从量的角度，对温阳法进行分级。

再如少阳病证治中所用和解少阳、疏肝健脾之法，亦有量辨思想之体现。若脾虚程度尚可，或防止少阳之邪乘犯脾胃，则可运用小柴胡汤治疗，若木乘太过，导致脾阳损伤，寒湿内停，则需加入桂枝、干姜等暖脾阳，以柴胡桂枝干姜汤为代表，或者木气乘犯导致脾虚气血不足，则亦可运用柴胡桂枝汤，和解少阳皆补益气血，虽此处对几方的认识可能异于传统，然符合临证实际。另外，柴胡桂枝干姜汤与柴胡桂枝汤两方之间比较，细究似与治脾之理中汤、小建中汤比较异曲同工。理中汤、小建中汤同治脾虚，然其一偏于脾虚寒湿内停，另一偏于脾虚气血不足，而柴胡桂枝干姜汤与柴胡桂枝汤两方则多了少阳枢机不利的病机。此外，少阳、厥阴互为表里，肝胆相照，病机互系，厥阴病用乌梅丸治疗木邪乘土，所用温阳药物从温脾升级至温肾，有附子、干姜、桂枝、细辛及蜀椒，温煦作用大为提高，故能温煦蛔虫生存环境而安蛔，同时又可治久利。

又如在表里同治过程中，随着表证与里证程度比例的不同，所用治法亦有差异，以太阳表证入里传阳明为例，初期太阳阳明合病，喘而汗出者，此太阳为主，故以麻黄汤治之，随着疾病传变，正气抗邪于表，不能顾护于里，则里气升降失常，患者出现葛根汤证，此时虽然下利，然邪尚在表，故可以葛根汤解表达邪，逆流挽舟，然疾病逐渐入里，里气进一步失调，伴有湿热内停，则需用葛根黄芩黄连汤表里同治，若病再内传，里实较甚，则非承气汤釜底抽薪不可治也。仲景在治法选择中，根据患者的差异，选用不同治法方药，乃"观其脉证，知犯何逆，随证治之"的具体体现。

此外，针对疾病轻重缓急不同，选择内外治相结合的思路，灵活多变又有规律可循，具有极强的系统完整性，如《金匮要略》所载百合病之百合地黄汤、百合洗方。患者心肺阴虚内热，可用百合地黄汤，然一时间不解，进一步加深阴津亏损，虚火亢盛，可见口渴，此时唯恐药力不足，故可配用百合洗方，以百合渍水洗身。肺主皮毛，即皮毛其气通于肺，外洗皮毛可清肺热，同时选取养肺阴之百合，通过皮毛吸收，直达病所。此内服、外洗，调节药力之量，共奏养阴清热之功。又如仲景对汗法治疗提出漐漐汗出，即微微发汗，不管是直接内服麻黄汤、桂枝汤发汗解表，还是药后温覆取汗等，皆为如此，此即取阴阳调和之意，保持患者漐漐汗出的状态，对其疾病康复甚佳，此状态可能对平衡免疫功能、药物吸收等皆有促进作用。同时汗法作为一把双刃剑，过犹不及，发汗太过不仅无法调节阴阳平衡，反而会加重病情，故仲景同时亦提出汗法太过后的调养方法，即温粉止汗，如《伤寒论》第 38 条服大青龙汤后所述："取微似汗，汗出多者，温粉扑之。"仲景甚是强调对汗法"度"的把握，此不仅有利于祛除病邪，更可防止病情从量变转化到质变。

四、论治方药，之秘在量

《伤寒论》方药不传之秘在于量。岳美中曾言："中医治病的巧处在分量上，用量的大小要因人因病而定，以适合病人的体质和病情为宜。"用药量化是提高中医疗效的重要途径，定性是定量的前提，而定量又是定性的深化。不管是方药剂量还是配伍比例，甚至服药方法等，皆有量之体现，此亦仲景方药之精髓所在。不少学习者只记 113 方（因禹余粮丸遗失，有时亦说112 方），实为严重误区，盖不知方药量化、组合及加减后，可有无数新方，故仲景之书被后世称为方书之祖。

（一）方药剂量

仲景方药之剂量，直接影响其临证所治，如四逆汤加大附子、干姜剂量，则成通脉四逆汤，适应证亦从单纯少阴阳虚证变为阴盛格阳证。提及附子，《伤寒论》中附子剂量较多变，如四逆汤、干姜附子汤、白通汤及白通加猪胆汁汤为一枚，通脉四逆汤则大者一枚，皆为生附子；而真武、桂枝加附子汤为一枚，附子汤则两枚，皆为炮附子。所治脾弱胃强之半夏泻心汤与干姜黄芩黄连人参汤，两方中有四药相同，皆有辛开苦降之意，然细究发现，方中黄连剂量大相径庭，前者一两，后者三两，故一方治中焦寒热错杂之痞证，而另一方则治上热下寒格拒之寒格证。

以桂枝加葛根汤为例，此方所治太阳中风证基础上伴头项部痉挛不舒，患者出现项背强几几，反汗出恶风，此与临床上颈肩综合征等疾病有一定关系。我曾遇一年轻实习生，夏天晨起落枕，转动不灵活，伴有轻微汗出，因推拿科尚未上班，药工给予桂枝加葛根汤三剂，患者先服一剂不显，嫌起效慢，遂自行把三剂皆煮服用，覆被入睡片刻，诸症消失，颈部已如常人，以此看出方药剂量对临证疗效的影响。

我临证用甘草泻心汤时就对药量有深刻体会。本方在《伤寒论》中用治脾气重虚之寒热错杂痞证，而在《金匮要略》中可治狐惑病，类似于西医学白塞综合征，患者表现为反复发作口、眼、生殖器溃疡。我曾以此方治一反复发作口腔溃疡患者，属典型脾胃不和之证，加大甘草剂量至24g，并选用生甘草，一开始药房不解，不愿配药，予其解释，甘草用药须因人而异，调和诸药时一般6g左右，然治脾气重虚伴上火之狐惑病时，当加大剂量，此甘草泻心汤之理，故勉强配三剂，每日一剂，三日后患者症状大为好转，于是继续给予配药。

常有人说仲景方效不显，可能因剂量未把控好，后世方药亦是如此。如黄芪剂量，一般补气用15～30g；然中风偏瘫，补阳还五汤中黄芪剂量可高达120g，盖大剂黄芪方可补气行血，疏通经络。又如肉桂剂量，在交泰丸中仅为黄连用量的1/6，只为鼓动肾水，上滋心火，交通心肾，引火归元，此刻肉桂剂量当小，否则会助心火；若治肾阳虚之夜尿患者，则其剂量需适当加大；而治风湿痹痛时，我常喜用大剂量肉桂、桂枝配伍，以助命门之火，增强温阳通络除湿之效。再如山茱萸剂量，我曾治一自汗证患者，为本市党校教员，每每上课皆用很多纸巾擦汗，前医运用诸方不显，据患者病证，我加大山茱萸用量至60g，有张锡纯来复汤之意，数剂汗止。同样之药，在不同证治时剂量不一，即是量辨思想，然亦须提醒，临证用药并非一味追逐剂量，适合方可奏效。

（二）配伍比例

方药配伍比例亦是量辨思想之体现，同样药物，其之间比例不同，作用亦可能有天壤之别。如麻黄与石膏，相对于各药常规剂量而言，在大青龙汤中，麻黄比例远大于石膏，以发挥其峻汗之功，而麻黄杏仁甘草石膏汤，则石膏比例大于麻黄，因需制约麻黄发汗之性，而取其宣肺平喘之功，故"汗出而喘"仍可用麻黄；再如桂枝与芍药配伍，桂枝汤中两药用量相同，各三两，若再加桂枝二两，则成桂枝加桂汤，可治寒邪上凌心胸之奔豚证，若倍芍药，则成治腹满时痛之桂枝加芍药汤，若倍芍药再加饴糖，则成治腹中急痛或心中悸而烦之小建中汤。

（三）煎服方法

除上述方药剂量、配伍比例有量化体现外，方药服法亦有考究，如桂枝甘草汤及干姜附子汤等，其服用方法为顿服，即煎好中药后一次性服用，相比较其他有些方药"煮取三升，温服一升"之1/3剂量，顿服方式显然大大增加了药物用量。以桂枝甘草汤为例，患者"叉手自冒心，心下悸，欲得按"，此刻心阳严重不足，甚有性命之忧，故采用顿服之法，药少、量大、力专，作用更为直接。

再如大黄的煎服方法，《伤寒论》大承气汤（芒硝冲服除外）及柴胡加龙骨牡蛎汤中之大黄是后下，小承气汤、调胃承气汤、桃核承气汤及抵当汤等为共煎，麻子仁丸为丸药服用，而大黄黄连泻心汤及附子泻心汤则为麻沸汤渍之，以取其气、薄其味，不难看出，由于煎服方式不同，大黄清热、通腑之作用比例亦有所不同。

（四）复方组合

仲景复方组合中亦重视定量思想，正如太阳病风寒表实证解表发汗方的运用，根据太阳感邪轻重不同，治疗时解表方药选择亦有所偏颇，证重者运用峻汗之麻黄汤，较轻者与桂枝汤结合，运用小汗之桂枝麻黄各半汤，更轻者选用微汗之桂枝二麻黄一汤，诸方区别在于风寒表闭之轻重，此皆为仲景复方定量组合的思路；又如其在少阳、阳明病治疗中，根据少阳、阳明病变偏重不同，治疗时和解、攻下之比例亦有所不同，重视方药灵活运用，少阳阳明合病而阳明病较轻时，可用小柴胡汤和解少阳，少阳伴阳明燥热则用柴胡加芒硝汤，而少阳阳明并重运用大柴胡汤和解攻下，甚至阳明病为主时运用承气汤类方缓急攻下，此即柴胡汤类方与承气汤类方复方定量之组合。顺便提及阳明腑实攻下治疗，仲景根据腑实及阴液枯竭程度不同，选用相应方药，有峻下之大承气汤、调胃承气汤，有缓下之小承气汤、麻子仁丸及外导方，如蜜煎导方、猪胆汁、苦瓜根汁，此皆为仲景定量思想之体现，详见本书第 35 篇；此外，后世《太平惠民和剂局方》之凉膈散，清上中二焦火热证，即为《伤寒论》清上热之栀子豉汤与通腑清热之调胃承气汤结合后之加减。

结语

《伤寒论》量辨思想对疾病辨治"度"的把握具有重要临床意义，为因人、因病而异辨治思想的重要体现，其根据不同情况选择最适宜的治疗方法，强调疾病治疗时诸多干预因素的最佳状态，当然不仅体现在药物剂量上，配伍比例、煎服方式、治疗时间及作用对象等众多因素亦为其关注的重要问题。定量辨证相对定性辨证而言更为具体，然此定量毕竟是相对模糊的概念，要提高中医辨证及临床疗效，须医者提高临证技术，积累临证经验，当然有时亦可紧密结合西医学的发展，对辨证论治进行更全面、更精确的量化。然研究着眼点不能盲目借用现代科学之方法和手段，而应更多从经典提炼、总结理论思想，这样的定量研究才符合中医学发展规律，方可真正总结出中医临证所需之理论成果，真正意义上促进辨证论治的发展。

第3篇

仲景方加减之要在于理法

常有言仲景之方不可更改，甚用"实验"说明更改后方药作用发生变化，且临床疗效较原方大为减弱，个人认为此说法颇为偏激。纵观《伤寒杂病论》，由于疾病过程复杂，仲景本身依据患者病证变化，不断对方药进行加减，并非一成不变，而后世医家对其方化裁更是数不胜数。究其根本，理法才是运用方药之基础，参照病机演变，对治法方药进行灵活变通，方为仲景辨治思想之精髓。

伤寒琢

一、表证及肺，随证化裁

仲景治疗太阳伤寒表实证，常运用麻黄汤，若患者在太阳伤寒表实证基础上，又兼有痰饮内停，而致咳喘等表现，据仲景用药习惯则会在麻黄汤基础上加用五味子、干姜、细辛、半夏四味药，即有小青龙汤之意，故小青龙汤是以麻黄汤为底方化裁而来。除此之外，所加之药不仅出现在小青龙汤中，治"咳而上气，喉中水鸡声"之射干麻黄汤，诸多涉及寒痰咳喘相关的方后药物加减等，亦有此类药物影子。

就小青龙汤而言，此方常可治外有风寒、内有痰饮之证，然痰饮郁久化热，则会形成外有风寒、内有痰热之病证，此时据仲景用药习惯，就会加用石膏来清热，此即《金匮要略》之小青龙加石膏汤；若患者寒痰咳喘加重，则可加入射干、紫菀、款冬花，并灵活加减后组成射干麻黄汤。

此外，《伤寒论》中桂枝汤证亦有诸多兼证，若患者在中风表虚证基础上，同时兼肺气宣降失司，而出现咳喘，仲景就会在桂枝汤中加入厚朴、杏子，成桂枝加厚朴杏子汤，在调和营卫之时，又兼顾于肺，故仲景之方绝非一成不变。

二、上热下寒，组方有异

《伤寒论》半夏泻心汤，为治寒热错杂痞证之代表方，可和解半上半下之枢机，治上热下寒证，然本方去黄芩加桂枝，再调整黄连、人参用量，即成黄连汤，亦为治上热下寒证之代表方，两者之间有何区别？举临证实例，曾有同行找我看病，此人胃肠功能欠佳，形体比较消瘦，考虑其同时具备半夏泻心汤之痞、呕、鸣、利四大主症，故而用之。刚开始效果尚可，然之后反馈，时感腹痛，自觉黄芩太寒凉，提议能否去掉，确实《伤寒论》中患者出现腹痛，仲景常去黄芩，恐苦寒败胃。此外，既然患者脾肠有寒，何不加桂枝温阳散寒止痛，问及黄连，言黄连清胃火作用甚好，其平素常服用，未感不适，且考虑黄芩已去，唯恐清火之力不够，遂加大黄连剂量。当下完处方，恍然发现所开之方即似黄连汤。

就黄连汤而言，《伤寒论》第173条言："伤寒，胸中有热，胃中有邪气，腹中痛，欲呕吐者，黄连汤主之。"仲景以此方治胸、胃有热而脾肠有寒所致之上热下寒证。相对于半夏泻心汤，本方去黄芩加桂枝可更好发挥方药温脾暖肠之功，同时考虑患者伴有胃火，故一两黄连变为三两，可见其相较于半夏泻心汤，所治之证上热及下寒程度更重。

三、温脾不力，升级暖肾

仲景在组方过程中，当温中健脾力量不足时，便会加大温阳力度，在方中加入附子。我临证曾治一脾阳虚衰患者，他医多用温脾阳之药，然效果不显，基于前车之鉴，故加强温脾阳之力，在常规用药基础上加用附子。除此之外，又因患者脾虚不能运化水液，痰饮内停，以致经常感觉困重，午饭后嗜睡，口中腻，故又据仲景化痰用药习惯，加之半夏。

药房以附子、半夏违反"十八反"而有所推辞，然此为按仲景组方思路所组之方药，何以不能用？《金匮要略》附子粳米汤即为附子与半夏合用，遂给予解释，附子、半夏配伍为医圣之意，详见本书第48篇。由此可见，当了解仲景用药习惯后，所组方药不管来自《伤寒论》，抑或《金匮要略》，实则相通，我临证按照《伤寒论》理法所处方药，后来发现竟与《金匮要略》中诸多方子有相似之处，就如上述附子粳米汤、小青龙加石膏汤及射干麻黄汤等，两书一脉相承，仲景组方思路看似复杂，实则有其规律可循。

四、火衰作渴，温肾布津

临证可见火衰作渴，即命门火衰，不能鼓动津液上承而致口渴，此就如同顶楼之水塔，由于楼下水泵动力不足，不能将水上输，故而水塔缺水。患者阳气不足，出现口渴，亦为此理，此时仲景常喜用附子温补肾阳，以布津液。

我临证亦曾收治此类患者，用温补肾阳之附子，治口渴之"本"，同时兼顾口渴之"标"，据仲景用药习惯，渴喜用栝楼根，即天花粉，遂谨遵理法，据此组方，然药房又言违反"十八反"，"半蒌贝蔹及攻乌"，此"蒌"为瓜蒌，即栝楼，以此不让附子配伍天花粉。我所用组方思路实则源于仲景《金匮要略》之栝楼瞿麦丸，此附子与栝楼根可配用之实证也，故坚持用之，见效甚速。

五、随证合方，肺肠同治

按照仲景用药习惯，治上焦火热证常选用栀子豉汤；而治中焦有热，阳明腑实，则往往选用承气汤，如调胃承气汤等。临证时，若患者既有上焦邪热，又有阳明腑实，则合方而治，恍然发现，此即后世《太平惠民和剂局方》所载之凉膈散，该方可治上中焦二焦邪热壅盛之证，即将栀子豉汤与调胃承气汤相合化裁所得，此为按仲景理法思路所组之新方。

此外，凉膈散虽为后世之方，却体现了仲景肺肠同治之理法思路。我临证曾治肠热壅盛证之溃疡性结肠炎患者，分别运用清肠热、通腑气之调胃承气汤，及肺肠同治之凉膈散，对照发现凉膈散效果更佳；亦曾治肺热引起之皮肤瘙痒症，选用凉膈散与调胃承气汤之差异药物，如栀子、黄芩、连翘等，单纯治肺，与凉膈散肺肠同治比较，同样验证了此合方思路之优越性。

结语

常言仲景《伤寒论》为方书之祖，然仅 112 方（有时亦言 113 方），何以得此美名？盖当理解其理法方药思路后，可重新组出无穷无尽之方。故在学习仲景方时，一定要理解其背后所蕴藏之理法，而不拘泥于方药本身，更不可机械认为仲景之方不可更改。医者临证应灵活变通，随证进行适当加减，方可获覆杯之效。

第4篇

论背诵《伤寒论》重要性

中医临床诊疗多由症到证，再由证到方、到药，可以说病症为先导，证候为核心，方药为兵器。然由病证到方药是一个复杂过程，而经典条文为此捷径。熟读熟背《伤寒论》，能培养直觉思维，给予临证灵感，拓宽选方思路，完善辨证体系，以此实现由病症到方药之飞跃。

一、启迪直觉，醍醐灌顶

《伤寒论》当代存方虽仅112首，然要灵活运用，并非易事，唯有熟读熟背，方能通过条文所述相关症状，启迪直觉思维，拓宽方药思路，举一反三，变化无穷。历代医家诸多创新方药多源于《伤寒论》理论，并在此基础上逐步扩大运用范围，此与其根植于经典密不可分。

（一）盘根错节，秉轴持钧

中医临证绝非易事，有时病证模糊不清，病情错综复杂，一时难以明辨，医者须秉轴持钧，精准用药，直捣黄龙。纵使经验丰富，所遇疑难杂症，亦会举步维艰。仲景之方，方义隽永，药味精当，耐人寻味，然如何承接方证，合理选方，实非易事，熟记经典条文，不失为一捷径。

如《伤寒论》中痞证内容诸多，然若患者"心下痞，按之濡，其脉关上浮者"，首当考虑胃热所致之痞证，盖关候中焦，浮主气热，此为无形之热壅聚心下，若兼见心烦、口渴、舌红、苔黄等热象，则热痞之症基本悉具，当泄热消痞，可用大黄黄连泻心汤。

我临证时，亦常受仲景条文启发，化裁其方，辨治疑难杂症。曾治友人之妻，新婚不久，即发躁狂，打詈骂物，不避亲疏。多方治疗无果，友人绝望，求助于我。患者以发狂为主证，观其脉证，当属痰热蒙窍，然前医以温胆汤治疗无效。我本于直觉，想到仲景原文"谵语，一身尽重，不可转侧者"，证机相符，遂用柴胡加龙骨牡蛎汤，并以代赭石代替铅丹，同样可重镇安神。药后患者情况稳定，两周后基本控制，至今未发。

（二）扑朔迷离，防微杜渐

《伤寒论》条文详述病证往往有多个症状，然疾病复杂，临证并不一定会出现文中全部症状，导致证候表现模糊不清；而且疾病又为动态发展过程，在不同阶段，主要症状、病理因素、病变位置及证候病机等可能皆不相同。故医者既要理清脉证，知犯何逆，随证治之，亦当善"治未病"，虽患者有时传变之征尚未显著，似有似无，然应以动态思维，及早在治法上有所体现。

我临证常识此理，如《伤寒论》在阳明蓄血证中，提及"其人喜忘"的症状，此与阿尔茨海默病（老年痴呆症）之表现颇为类似。瘀血阻滞脑窍，久之确可致脑窍失灵，记忆力下降，然临证发现，诸多此类患者可能并无全身疼痛、舌质紫暗、肌肤甲错、脉涩不畅等瘀血征象，即单凭脉证，尚不能确诊为瘀血证，此时，虽不一定会用抵挡汤破血逐瘀，然仍可稍加其他活血化瘀之药以防瘀血渐生。此临证灵感之源建立在熟读熟背《伤寒论》条文基础上，然若对条文不熟悉，又何谈见微知著？

（三）破血逐瘀，泄热退黄

长久以来，"无湿不成黄"之观点根深蒂固，故提及黄疸无非湿热、寒湿之说，却忽略了瘀血亦能致黄。如《伤寒论》第125条所言："太阳病身黄，脉沉结，少腹硬，小便不利者，为无血也。小便自利，其人如狂者，血证谛也，抵当汤主之。"若熟知此条之理，临证治黄用药思路定不会局限于湿邪，亦有活血化瘀之考量，此不仅可更全面认识发黄机制，亦拓展了活血法治疗范围。

该条文以小便利否为辨证要点，若小便不利，则病在气分，湿邪为患，当根据寒热之别，祛湿退黄，选用茵陈术附汤、茵陈五苓散或茵陈蒿汤、栀子柏皮汤、麻黄连轺赤小豆汤等；若小便利者，则病在血分，为瘀血阻滞，当活血化瘀，可选用抵当汤，详见本书第25篇。受此因瘀致黄思想影响，我临证治疗黄疸或发黄时，常加些许活血化瘀药，如三七、红花、益母草等，可使退黄效果更佳。

（四）润肠导便，通腑治肺

《伤寒论》条文虽未必和疾病实际一致，然常可为临证提供治疗思路。

我曾治一老妇人，肺部感染久治不愈，体形消瘦，体质极差。然切其足背动脉，浮而有力，且涩滞不畅。我随即想起《伤寒论》第247条言："趺阳脉浮而涩，浮则胃气强，涩则小便数，浮涩相搏，大便则难，其脾为约，麻仁丸主之。"

趺阳脉即足背动脉，足阳明胃经原穴冲阳穴所在。患者胃火亢盛，故趺阳脉浮而有力，热盛津伤，气血不足，故涩滞不畅。遂问其大便情况，家属告之许久未更衣，然无所苦，此因患者体质虚弱，已对毒素环境耐受，为凶兆，当速通大便。

鉴于其久病体质差，不敢贸然运用大承气汤，当用缓下，然又恐麻子仁丸药力不足，遂用灌肠法。大便通畅后，未曾想一周余肺部感染即得控制。盖肺与大肠相表里，腑气得通，肺气亦得宣肃，此充分体现中医之整体观。之所以有此通便灵感，即源于仲景原文之"趺阳脉浮而涩"。

（五）散寒化饮，发汗解表

伤寒所载之方虽不多，却在各种疾病中应用广泛，往往能一方统治多病。然近代以来，随着西医传入，受其思维模式影响，人们习惯于专方专用，更有甚者，抛弃根本，一味辨病论治。唯有回归经典，方能突破局限，拓宽思路。

以小青龙汤为例，该方为治外寒内饮而喘之代表方，然其治疗范围远不止于此。《伤寒论》第40条言："伤寒表不解，心下有水气，干呕，发热而咳，或渴，或利，或噎，或小便不利，少腹满，或喘者，小青龙汤主之。"其中提及许多或有之症，根本在于饮水流行，变动不居。若饮流下焦、膀胱，则出现"小便不利、少腹满"，此与寒湿之邪引起之妇科炎症或尿路感染等下焦之疾类似。因此，我临证治疗此类疾病，若辨证为寒湿阻闭下焦膀胱，以下焦不适为特征，亦常用小青龙汤化裁加减，不必拘泥喘证与否。此思路同样归功于对《伤寒论》原文之熟悉，大大拓展了方药运用范围，然归根结底仍在于把握证候病机。

二、举要删芜，余音绕梁

众多杂说，眩人耳目，然皆始于仲景，而《伤寒论》更为经典中之经典。诚如陆九芝所言："学医从《伤寒论》入手始而难，既而易，从后世分类书入手初若易，继则大难矣。"攻读经典，在熟悉完整辨证体系及仲景理法方药后，再博采众长未为不可。

纵使深知背诵《伤寒论》条文之重要性，然鲜有人能贯彻始终，多以各种理由搪塞。我常教导学生，欲做大医，必背经典，当然亦须理解。背诵时须谨记由此及彼，相互联想，相互串联，相互印证，相互对比，如此，方能将其内在联系准确把握，磨炼辨证思维，读完更会韵味无穷。

研究《伤寒论》当深入其精髓，在反复背诵与消化揣摩中，直接与仲景对话，必将更加接近医圣真意。仔细诵读品味，并结合东汉末年时代特征，便能从条文蛛丝马迹中，体会仲景之良苦用心。如在物质匮乏年代，仲景仅以索饼，即可试探胃气有无。在感受乱世不易之时，更加钦叹仲景大医精诚，亦更深入理解其在序言中所言"感往昔之沦丧，伤横夭之莫救"之沉重。

"上以疗君亲之疾，下以救贫贱之厄"，我将仲景教诲铭刻于心。我临证曾偶遇一清洁工，为谋生计坚守工作，然体质过虚，旧疾复发，寻我医病。碍于工作，患者赶到已无号，且暂时无力承担医药费。知情后，我立刻加号，并拿出工资为其垫付。数个疗程后，病情好转，作为医者，此刻喜悦之情非金钱可以衡量。

三、硬背活用，通汇贯通

经典必须背诵，此大医必由之路也，然背诵经典亦非墨守成规，机械为用，如黄连阿胶汤常治少阴病心肾不交之证，多伴阴虚火旺，症见"心中烦，不得卧"，其中阿胶与鸡子黄皆为血肉有情之品，尤善滋养阴血，仲景时代，百姓食不果腹，故此二药尤宜。然当代人常食肥甘厚味，实证所致"心中烦，不得卧"之患者开始增多，纵使阴虚，亦多伴痰湿、湿热，故须辨证论治，或适当加减化裁，否则助痰生湿，助火生热，沉疴未除，新病又起。详见本书第19篇。

结语

《伤寒论》证候多见复杂，然所载症状简单，常不尽全面，且理法多元，有时一方可治多病，此为医者把握其理法方药造成一定难度。临证时，若对条文熟悉，则可启迪直觉思维，建立病症与相关方药之联系，而背诵不失为有效之法。唯有反复诵读，字斟句酌，反复揣摩，方能从中悟出真谛。

第5篇

论仲景之药食同源思想

药食同源思想由来已久，食物与药物共具升降浮沉、四气五味、归经补泻等特性。药食并用在《伤寒论》中较为常见，仲景诸多方药皆有体现，其结合形式多样，涉及范围广泛，所见条文二十余条，为后人树立药食并用之典范。

一、药食之性，根同理通

药物和食物具有共同根源，很多药物亦为食物，很多食物又可药用，此即药食根同。此外，中医理论认为食物与药物在性味、功效等方面理论相通，有诸多共具之性，此即食药理通。

（一）药食根同

仲景药食同源理论可追溯至伊尹，其乃商朝宰相，擅烹饪，享"烹调之圣"美誉，所著《汤液经》为后世传颂千年而历久弥新，《伤寒杂病论》中诸多方剂皆来源于此，如桂枝汤即为伊尹《汤液经》之小阳旦汤，再如黄连阿胶汤即为小朱鸟汤等。

伊尹在烹调过程中逐渐摸索出食材治病规律，对后世饮食及中医药有着深远影响。我观察诸多烹饪之方，常有高良姜、干姜、白豆蔻、茴香、荜茇、白芷等配料，然此亦为暖胃之中药，故可推知"暖胃亦可开胃"之理，顿觉其中药食之关联，中华饮食文化与中医文化可谓一脉相承。

《伤寒论》中有些方药类似药膳，如炙甘草汤，所用阿胶为驴皮胶，组方时选用生姜、大枣、桂枝（临证有时可用肉桂、桂皮一类），再加清酒少许，清酒虽不为料酒，然亦能助阿胶吸收，大而观之，委实已将驴皮奉为佳肴，君臣佐使皆备，其中奥义，与烹饪时调料放置之思路殊途同归。

（二）药食理通

药物有四气五味，食物亦有之。所谓四气，即寒、热、温、凉四种性质，后世依实际运用经验，加入"平"性，但仍多以四性称之。与药物类似，食物之"性"亦据其作用人体后之反应而概括。一般而言，寒凉食物具有滋阴、清热、泻火、凉血、解毒等功效，如苦酒（米醋）、蛋清、猪肤、西瓜等，而温热食物具有温经、助阳、活血、通络、散寒等功效，如韭菜、葱、蒜、薤白等，若食物性平，则表示其寒热属性不显，如山药、粳米、蜂蜜等。

"五味"为酸、苦、甘、辛、咸，而气味不显者可称为"淡"味。同样与药物相似，食物之"五味"主要据其滋味及功效来确定。如乌梅、苦酒等味酸，具有收涩、柔肝等功效；猪胆汁、杏仁、淡豆豉等味苦，具有清热泄火、燥湿解毒等功效，饴糖、蜂蜜等味甘，具有补虚润燥、缓急和中等功效；生姜、薤白等味辛，具有发散、行气、行血、开胃等功效；牡蛎、海藻等味咸，具有软坚散结等功效。五味作用各有偏重，对临证运用食物调治疾病有重要指导意义。

此外，据《黄帝内经》五味入五脏原理，发挥食物气味之性，可增临证调治之效，如《素问·脏气法时论》所言："毒药攻邪，五谷为养，五果为助，五畜为益，五菜为充。气味合而服之，以补精益气。此五者，有辛酸甘苦咸，各有所利，或散或收，或缓或急，或坚或软。"由此可示，食物五味差异可纠正人体偏性，调节人体脏腑阴阳气血，从而达到治病之目的。

二、药食并用，相融相须

药食并用为中医饮食疗法之特色。食物与药物一样，皆具治病功效，诸多食物亦为药物，两者相互融合，相须为用。医者临证治疗，切莫拘泥于药物，亦可放眼于食物，药食同用，仲景活法。

（一）以食伍药

药食配伍组方，即食物与药物特定搭配，共奏成方。其中所用食物多为常见之品，如桂枝汤所用之生姜、大枣，白虎汤所用之粳米，大、小建中汤所用之饴糖，麻黄连翘赤小豆汤所用之赤小豆，猪肤汤所用之猪肤，栀子豉汤所用之淡豆豉，苦酒汤所用之米醋、鸡蛋清，白通汤所用之葱白，等等。

（二）以食炮炙

有些食物可用来炮制药物，以更好发挥药物之功效，如《伤寒论》治蛔厥证主方之乌梅丸，此方乌梅炮制独具特色，需用苦酒浸渍乌梅，意在同气相求，助增酸味，以更好地发挥其养肝柔肝之功。同理，有时运用柴胡时，亦可以此法炮制。又如大承气汤之大黄需用酒洗，盖酒可缓和大黄苦寒峻烈之性。除此之外，酒洗亦可增加药物活血之功，酒洗当归亦是如此。

（三）以食送服

以液体食物送服药物，在仲景方中多有体现，如"白饮和服"三物小白散，因其药性峻猛，服药后吐下伤及胃气，故以此白饮（米汤）顾护。药后又据患者泻下的具体情况，送服热粥或冷粥，以控制泻下力度。十枣汤以枣汤送服，同样可缓和峻猛药伤正之弊，亦可解诸药之毒。瓜蒂散以香豉汁服药，取其开郁和胃之功，可治宿食停聚上脘。炙甘草汤以酒服药，取其调气通经之能。五苓散以白饮和服，意在健脾以助药力，亦可发汗祛邪。

（四）以食调护

有时食物可在药后服用，作为药后调护，可更好发挥药物之功效。如《伤寒论》桂枝汤方后言："服已须臾，啜热稀粥一升余，以助药力。"服桂枝汤后啜热粥，是为充谷气，资汗源，鼓舞卫阳，助药发汗。

我临证喜用生姜，除与中药同煎外，有时亦单独服用。此药温胃散寒化湿，若误食寒凉之品，致腹痛泄泻，可取姜丝少许，与红糖热水同服，寒湿得以温散，则痛泻可止；又如淋雨着凉，感受风寒，可服姜汤发汗，驱散邪气出表则病愈。

（五）以食为溶

仲景甚注重溶媒之选择，依所治病证不同，运用相应食物作为溶媒煎煮药物。除水外，其亦用酒、苦酒（醋）、米汤等特殊溶媒。酒可行药势、散寒气、通血脉，以此作为溶媒，更奏宣痹通阳、化瘀活血之功，如炙甘草汤、当归四逆加吴茱萸生姜汤等，便是如此。仲景以苦酒作溶媒，起酸甘化阴、引药入里、消肿敛疮之功，代表方为苦酒汤。此外，亦有以粳米汤煎煮，如白虎汤、白虎加人参汤、竹叶石膏汤及桃花汤等，可顾护脾胃。由于各种溶媒的不同，气味、阴阳属性及功效等亦有差异，仲景深知其中奥妙，巧妙运用，可显著提高方药功效。

（六）以食解毒

食物可缓解药物之毒性，除米汤及粥配合三物小白散服用、大枣以食解毒十枣汤外，蜂蜜亦有类似作用。如大陷胸丸煮时调入白蜜两合，不仅可缓和峻药急下之势，使药力逐渐发挥，亦可解毒扶正，以保祛邪而不伤正气。

（七）以食通便

《伤寒论》阳明病篇记载了诸多通畅大便之方，除大黄、芒硝等峻下药外，亦有和缓之品，如麻子仁、杏仁、蜂蜜等。麻子仁丸中，以麻黄、杏仁润肠通便，同时辅以蜜和丸，亦有润下之功。

蜜除内服之法外，亦可外用，做成肛门栓剂，局部给药，润肠通便，如蜜煎导方。"于铜器内，微火煎，当须凝如饴状，搅之勿令焦著，欲可丸，并手捻作挺，令头锐，大如指，长二寸许。当热时急作，冷则硬。以内谷道中，以手急抱，欲大便时乃去之"。此外，土瓜根及猪胆汁亦可为导，临证可灌肠下便。此类外用通便之法兼顾患者正气，皆从肛门给药，相对口服而言，对胃肠负担较轻，适用于"津液内竭，虽硬不可攻之"的情况。

（八）以食养正

仲景特别强调以食补益之法，即民间所谓"药补不如食补"，如黄连阿胶汤中的阿胶（驴皮胶）及鸡子黄、猪肤汤中的猪皮、当归生姜羊肉汤中的羊肉及诸多方药所用之大枣，皆为食补佳品。之所以如此，一方面是因为各种疾病所致气血不足较甚，血肉有情之品为补益良药；另一方面是由于饮食结构不合理所致。仲景年代患者食不果腹，或当代人减肥控制饮食、过于素食等，皆为气血亏虚之病因。

三、药食同源，临证效奇

我临证喜用药食同源思路治病，旨在以食纠偏，调整阴阳，每有奇效。我曾遇一素食患者，因长期偏食、不食荤腥，久之气血不足、面色萎黄。了解其平素饮食习惯后，劝其进食猪皮，将猪皮油脂去尽后烧制菜品。《伤寒论》名方猪肤汤，专治阴血不足、虚火上炎所致咽喉疼痛。西医学认为，猪皮富含胶原蛋白，为补益佳品。有些患者进食猪皮困难，可以猪蹄代替，条件允许，亦可服用阿胶，同样具有补益精血之功。

我临证遇部分血小板偏低患者，恐患血液系统重疾，忧思甚重，求助西医，采用骨穿等手段，难寻病根。此类患者平素多喜素厌荤，稍食荤腥即觉难受，嘱其进食猪蹄，烹调方法任意。此以猪蹄代替阿胶，价廉且有佳效，诸多患者通过适当改变饮食习惯后，血小板指数趋于正常。

中医学认为，小儿为纯阳之体，易阴虚火旺，故多有盗汗。生活中有些食物亦可滋阴、退虚火，以治盗汗。我嘱咐患儿家长将银耳、大枣、五味子共同炖煮，患儿常服此药食同源之品，盗汗渐止。

此外，秋冬季常肺燥久咳，我临证曾遇一患者，给予养阴润肺、化痰止咳等药物，久治不效，遂建议其服冰糖炖雪梨水，效甚佳，其人咳嗽得缓，咽喉部痒感亦渐弱，此乃食疗养肺阴止咳之思路也。

结语

仲景重视药食同源，《伤寒论》全书在选方用药、煎煮服法、调摄护理等方面，始终将此思想贯穿其中，其中诸多运用原则及方法至今对临证仍具重要的指导作用，为后世树立了药食并用之典范，亦为中医食疗学发展奠定了基础。

第6篇

论《伤寒论》直接及鉴别诊断法

中医临证诊断方法有直接诊断，亦有鉴别诊断。直接诊断虽直接明了，然对于证候错综复杂者，易管中窥豹，难以顾全大局，甚至可致谬误。而鉴别诊断，多证相参，排余见真，能拨云见日，明察秋毫，择适而从。

一、开门见山，直接诊断

若疾病症状明晰，病证清楚，则可直接诊断，然其最考验医者真知。流芳百世之神医佳话，多可见于直接诊断之法。如扁鹊见蔡桓公，其"立有间"，即诊断蔡桓公有疾在腠理，其后渐入肌肤、肠胃、骨髓，虽桓侯认为"医之好治不病以为功"，未及时医治，然足可见扁鹊诊断技术之高；再如皇甫谧在《针灸甲乙经》序中亦载类似之事，仲景见王仲宣，认为其有病，四十当眉落，眉落半年而死，令服五石汤可免。然仲宣嫌其言忤，受汤勿服，虽仲景多次劝说，然却搪塞，后终如仲景所言。详见皇甫谧《针灸甲乙经·序》。扁鹊及仲景望而知之谓之神，皆为直接诊断之法。

《伤寒论》亦有对直接诊断法之记载，如第4条言："伤寒一日，太阳受之，脉若静者，为不传；颇欲吐，若躁烦，脉数急者，为传也。"此凭患者之脉证判断太阳病传变与否，若脉证未有改变，则可知疾病未传；若出现恶心呕吐，烦躁不宁，且脉象变为数急，则示已传入他经。此条文所述患者之证候特征比较清晰，故可直接诊断。

二、爬罗剔抉，排除鉴别

然我临证所遇病情错综复杂者为多，疾病不仅有属寒属热、在气在血，或虚或实之别，正气亦有盛衰之分，甚至病证多有夹杂，或寒热夹杂，或表里同患，或虚实兼夹，或气血同病。对于多数医家而言，直接诊断法容易一叶障目，而鉴别诊断法通过综合对比，逐渐排除，对六经传变、相似症状等进行鉴别，可更全面判断疾病的真实情况。仲景偏爱此法，《伤寒论》多处条文均可见之。

（一）六经传变，排不见者

《伤寒论》第5条言："伤寒二三日，阳明少阳证不见者，为不传也。"此条虽与第4条类似，均凭借脉证判断病证传变与否，然此条在将阳明病、少阳病排除之后才得出结论。外邪初犯人体，太阳先受邪气，一段时间后，可能传及阳明或少阳，若患者未出现阳明病之身热、口渴、汗出、不更衣等可能情况，以及少阳病之口苦、咽干、目眩、脉弦等常见症状，则表示太阳病未发生传变之概率较高。当此之时，病程较之前为久，感邪亦较深，病情稍复杂，故须用鉴别排除之法。

（二）相似症状，鉴之细处

不同的疾病、疾病的不同阶段，有时会出现某些相似症状，为临证诊断增加了难度。此时须将各可能情况进行对比，逐个排除导致此相似症状的不同病证。如《伤寒论》第63条所言："发汗后，不可更行桂枝汤。汗出而喘，无大热者，可与麻黄杏仁甘草石膏汤主之。"该条文围绕"喘"展开论述，为鉴别相似症状之范例。《伤寒论》中，诸方皆可治喘，如麻黄汤、小青龙汤、桂枝加厚朴杏子汤、葛根黄芩黄连汤等。然原文中"不可更行桂枝汤"，说明患者非太阳中风证，而桂枝加厚朴杏子汤证为太阳中风兼有喘逆，故可排除；"汗出而喘"，说明患者有汗，非太阳伤寒证，仅四字又将麻黄汤证及小青龙汤证排除，因其之喘伴卫闭营郁，不当有汗；就"无大热者"而言，亦将有发热表现之白虎汤证、葛根黄芩黄连汤证等排除，此两方证之喘为肠热迫肺所引起，盖肺与大肠相表里，经络相连，故里热蒸腾，循经上攻，肺失宣降，肺气上逆而出现喘。综合分析，患者之喘更可能为邪热壅肺、肺气阻滞所致，因而当用麻杏石甘汤以清宣肺热。仲景通过不断地分析排除，得出最可能之诊断结果，虽不能完全确诊，然至少准确性大为提高。

（三）会仲景意，鉴排证机

疾病之证候病机有时比较复杂，有阴有阳、有虚有实，有寒有热、有表有里等，亦多兼夹。医者临证察色按脉后，通过鉴别之法合理地排除不符者，以此更为准确明晰患者之证候病机，有助于更好地辨治疾病。

我临证常用鉴别诊断法，确定疾病之证候病机。以头痛为例，证机有虚实之分，虚者根据气血阴阳之虚证特征辨之；除虚证外，头痛实证之机诸多，外感者可分为风寒、风热、风湿等，而内伤者可为肝阳上亢、痰浊蒙窍、瘀血阻络等。我临证将其全部罗列，然后通过望、闻、问、切，根据具体证候特点，如肝阳证者，当胀痛而眩，亦可伴口苦咽干、面红目赤、耳鸣耳聋等；又如痰浊证者，当昏蒙沉重，亦可伴胸脘满闷、苔白黏腻等；再如瘀血证者，当痛如锥刺，亦可伴口唇青紫、肌肤甲错、脉涩不畅等，将不符合之病证逐一排除，最后得出之结论必将更趋于准确。此外，对于证候夹杂者，亦可参考辨之。

三、投石问路，试探鉴别

试探鉴别法为《伤寒论》独具特色之诊断方法，对于证候相似，然仅凭症状难以分辨者，可用适当药物甚至食物进行试探，严密观察其药后反应，以此做出合理诊断，选择合适的治疗方案。如《伤寒论》第 332 条言："伤寒始发热，六日，厥反九日而利。凡厥利者，当不能食，今反能食者，恐为除中，食以索饼，不发热者，知胃气尚在，必愈，恐暴热来出而复去也。"此条即是以索饼试探鉴别。患者厥多热少，阳复不及，阴寒内盛，腐熟无权，当食少，然反而能食。若为胃气渐复，则可自愈；若为除中，则病势凶险。此时若判断失误，可能会误人性命。故仲景以索饼试探患者胃气，以发热情况作为要点。除中者，胃气垂脱，回光返照，将绝胃气完全浮现于外，此能食为假象，故食后热象来去迅速，热去即死。《伤寒论》中试探性治疗诸多，此仅为抛砖引玉，详见本书第 36 篇。

四、条文类似，参照鉴别

《伤寒论》中，许多条文描述十分类似，然病机不同，故治法迥异，需将两者相互参照，进行区分。如第 71 条言："若脉浮，小便不利，微热消渴者，五苓散主之。"第 223 条言："若脉浮发热，渴欲饮水，小便不利者，猪苓汤主之。"两者均有脉浮、小便不利、发热、口渴，文字描述基本一致。然五苓散证为水饮内停，兼表证未除，故脉浮、微热皆为表证之象，而口渴为津不上承；猪苓汤证为阳明津伤、水热互结，此脉浮、发热为余热未清，而口渴除正津不布外，亦有阴伤之机。两者参照，则无混淆误用之忧。

再如《伤寒论》第25条曰："服桂枝汤，大汗出，脉洪大者，与桂枝汤如前法；若形如疟，日再发者，汗出必解，宜桂枝二麻黄一汤。"第26条曰："服桂枝汤，大汗出后，大烦，渴不解，脉洪大者，白虎加人参汤主之。"两者皆为服用桂枝汤后，大量汗出，并出现脉洪大之征，证候多有类似，故仲景将其相邻论述，亦有参照鉴别之意，并强调其鉴别要点为是否有大烦渴及相关表证之候。

五、动中肯綮，量辨鉴别

量辨思想源于《黄帝内经》，在《伤寒论》中亦有所体现，以合病为例，仲景明晰各经证候之比例，选用不同用药。临证在对具体证候量化过程中，亦对相应方证进行了鉴别诊断，此属量辨鉴别之法。

如三阳合病，《伤寒论》第219条言："三阳合病，腹满身重，难以转侧，口不仁而面垢，谵语遗尿……白虎汤主之。"此为三阳合病偏于阳明之病证，故以白虎汤辛凉清热；第99条言："伤寒四五日，身热恶风，颈项强，胁下满，手足温而渴者，小柴胡汤主之。"此为三阳合病偏于少阳之病证，故以小柴胡汤和解枢机，同时外调太阳，内和阳明。又如少阳阳明合病，仲景亦根据少阳与阳明之比例不同，分别采用小柴胡汤、柴胡加芒硝汤、大柴胡汤，甚至大承气汤等治疗，此示其方证之异也，详见本书第45篇。上述皆为通过量辨对合病病证及相关方证进行鉴别之思路，此量辨鉴别之法在《伤寒论》中涉及内容甚多，详见本书第2篇。

六、前覆后戒，误治鉴别

古人绝非皆为圣人，亦有不少医者一时不能准确把握病机，而造成失治误治，甚则一错再错。如《伤寒论》第159条言："伤寒服汤药，下利不止，心下痞硬。服泻心汤已，复以他药下之，利不止，医以理中与之，利益甚。理中者，理中焦，此利在下焦，赤石脂禹余粮汤主之。复利不止者，当利其小便。"仲景借此反复误下之案，鉴别多种下利（寒利为主）及其治疗方法，前车之鉴，以告后人。相较其他鉴别方法，其特点为以案例形式，动态反映病证演变过程，虽为误治，然极具代表性，将寒利之鉴别展现得淋漓尽致，详见本书第52篇。

结语

　　直接诊断有时并非易事，查病按脉后须综合多种手段，方能准确判断。仲景在《伤寒论》中涉及排除鉴别、试探鉴别、参照鉴别、量辨鉴别及误治鉴别等多种鉴别诊断之法，其不仅可用于诊断病证，在筛选方药、改进处方等方面亦有诸多运用。然虽方法众多，根本还是在于准确把握病机、观其脉证、灵活运用，最为稳妥。

第7篇

临证须辨寒热真假

寒热辨别是《伤寒论》重要内容之一，寒证与热证为疾病之基本阴阳表现，然疾病发展演变错综复杂，临证可出现疾病性质与症状表现不相符合之情况，甚则完全相反，故须谨慎辨别，透过表象把握本质。

一、阴阳格拒，法当正本

《伤寒论》中寒热疾病之本质与现象有时出入甚大，因此，诊病须透过现象看本质，抓住主要环节，才能不被假象所迷惑。医者临证审病省疾，当纤毫勿失，详辨寒热真假，否则可能"桂枝下咽，阳盛则毙，承气入胃，阴盛则亡"，造成以热助热，以寒济寒之误治。

《伤寒论》中有关寒热真假之论述可见于多处条文，如第11条言："病人身大热，反欲得衣者，热在皮肤，寒在骨髓也；身大寒，反不欲近衣者，寒在皮肤，热在骨髓也。"此言一些患者全身很热，却要多穿衣服，而另一些患者身体十分寒凉，却不愿多穿衣服。前者本质为寒证，乃阴寒格热于外之真寒假热证；而后者本质为热证，为阳郁于内，格寒于外之真热假寒证。疾病临证表现有时表里不一，然医者当有缜密之心，去伪存真；线索虽多，然须抽丝剥茧，把握主要矛盾。当然，临证辨寒热若仅凭穿衣喜恶，定难以准确诊断，亦须四诊合参，不可拘泥。

二、寒热径庭，临证慎微

仲景治病求本，辨析寒热真假，洞悉真寒假热证及真热假寒证之根本，以法为治。喻嘉言在《医门法律》中亦言："盖寒有真寒假寒，热有真热假热。真寒真热，以正治之即愈；假寒假热，以正治之即死矣。"

（一）真寒假热，以热退热

对于皮肤热骨髓寒之真寒假热证，仲景治以回阳救逆，以退假热。如《伤寒论》第317条言："少阴病，下利清谷，里寒外热，手足厥逆，脉微欲绝，身反不恶寒，其人面色赤，或腹痛，或干呕，或咽痛，或利止，脉不出者，通脉四逆汤主之。"患者虽有身热面赤之假象，然通过下利清谷、手足厥逆、脉微欲绝等症状可断其本质为阳虚，虚阳浮越，故治以破阴回阳，通达内外。

我临证曾遇一因血压过高的住院患者，给予望闻问切、视触叩听等，发现其全身壮热，恶热烦躁异常，面色红赤，然不愿摘帽，言其头冷，甚为反常。当时医者并未重视，仍用大量降压药物，随之患者竟出现休克，面色苍白，冷汗淋漓，四肢厥冷，此乃中医阳脱、亡阳之象。所幸医院抢救及时，不然后果不堪设想。

照理此患者血压甚高，且一派热象，予以降压，本应对证，何以致亡阳？细思着实可见端倪，此患者虽全身恶热，然头部怕冷，头为诸阳之会，阳气皆汇集于此，此处冷说明其本质为阳气不足，身热实为真寒假热之象。降压药，降低血管压力，从中医角度而言有清热除烦之功，属寒凉药物，以此治之，故此患者阳气暴脱。

喻嘉言曾治一真寒假热案，徐国祯感伤寒，身热目赤，索水到前，复置不饮，异常大躁，将门牖洞启，身卧地上，展转不快，更求入井。一医汹汹，急以承气汤与服。然喻师诊其脉，洪大无伦，重按无力，言此乃阳欲暴脱，外显假热，内有真寒之证，遂以通脉四逆汤加人参予之，煎成冷服，并言："吾在此久坐，如有差误，吾任其咎。"患者服后阳微之状始著，再与前药一剂后，微汗热退而安。

此案喻嘉言明晰病理症结所在，未被各种大热之表象误导，而细诊其脉，观其得水不欲咽，断为真寒假热之证，速予干姜、附子等回阳救逆。在患者紧急迷离之际，喻嘉言能临危不乱，甚愿承担贻误之责，足见其观理之透彻、诊病之自信。

（二）真热假寒，以寒散寒

对于皮肤寒骨髓热之真热假寒证，仲景治以寒凉清热，以散假寒，如《伤寒论》第350条言："伤寒脉滑而厥者，里有热也，白虎汤主之。"患者虽有手足厥冷之假象，然其脉滑，再结合其他未言之症，可明本质为热证，此厥为邪热深伏，阳郁不达四肢所致，故用白虎汤清解里热。

我曾在乡间遇一高热不退之患者，突然出现冷汗淋漓、四肢厥冷、面色苍白之休克状态，看似阳脱之证，然见其舌苔焦黑，真热证无疑，为热厥重证，故绝不可以附子温阳。然高热已致其意识不清，当如何治疗？思虑再三，正值冬季，屋顶瓦楞上有冰凌，遂取下置其口边，竟可慢慢吮吸，一根吸完后意识渐清，又予一根，恢复清醒，再送医院。此为典型真热假寒证，然若不仔细分辨，只见厥证，误诊为阳虚，以温热之药服之，后果不堪设想，所幸舌苔焦黑极具提示意义，才免误治。

此外，我临证曾遇一自诉背部恶寒患者，有时手足亦冷，常感乏力，看似阳虚之证，然其口中干苦，大便数日一下，干如羊屎，舌苔黄腻。此背部恶寒并非肾阳虚不得温，故不可治以附子汤，而是阳明腑热，当通腑清热，以大黄、石膏、知母等组方而治，即在白虎汤基础上增强通腑之力，以经腑同治，患者药后大便畅通，恶寒症状亦大为改善。

患者背部恶寒，可为肾阳虚、督脉失温所致，然亦有其他原因。在《伤寒论》少阴病篇，仲景为区别阳明热盛，津气损伤之白虎汤加人参证，在附子汤条文中，针对"其背恶寒者"，特别强调"口中和"，即口中不苦、不燥等，以此与白虎加人参汤之"背微恶寒者"相鉴别。本案虽非典型白虎加人参汤证，为阳明有热、阳气被郁所致，然亦有背冷之症，临证辨治同样可参考"口中和"之思路，与附子汤相鉴别。

结语

寒热真假为《伤寒论》辨治之难点，亦是临证常见误诊误治之因，历代医家皆甚为重视，我同样深有体会。医者临证须四诊合参，一丝不苟，切不可犯经验主义错误，否则寒热颠倒，或雪上加霜，或火上浇油，此皆良医所不可为也。

第8篇

从饮食辨虚实真假

临证须辨别虚实真假，如有些患者看似胃热实证，然本质却为脾虚，正如《伤寒论》第120条、第122条所描述通过饮食辨真虚假实之证；而有些患者看似虚寒证，然其本质确为实热证，医者临证所遇诸多积食患儿不欲饮食即是此理。面对虚实真假，医者当结合脉证，全方位整体审查，四诊合参，虚则补之，实则泻之。

一、虚羸作祟，饥不欲食

《伤寒论》第120条言："一二日吐之者，腹中饥，口不能食；三四日吐之者，不喜糜粥……"此为患者呕吐后，自感腹中饥饿，然不欲进食。"腹中饥"常给人感觉为胃火亢盛之实证，然人体若虚弱，气血不足，亦有饥饿感，之所以口不能食，不喜糜粥，是因呕吐后，脾胃之气损伤，受纳、运化无力所致。

临证遇此常予甘淡温补之法，固护脾胃阳气，恢复运化功能，亦须防滋腻碍胃，用药可酌加辛热温阳之干姜、温中散寒之吴茱萸等，同时配伍辛散理气药半夏、枳实之类。

二、朝食暮吐，喜冷反虚

《伤寒论》第120条又言："欲食冷食，朝食暮吐。"意为患者不欲热食，反欲进冷食，按常理似是胃火亢盛，受纳腐熟力增，火热内扰，故欲求冷食降火。然不同于胃火亢盛所致食入口即吐，此患者朝食暮吐，即晨食后傍晚又如数吐出，完谷不化，此须考虑其为脾胃阳虚，甚为脾肾阳虚之证，阳虚无力运化腐熟水谷，故经一天仍将饮食物完谷吐出，此时喜冷食为阳气重虚、虚阳浮越所致。

医者临证遇此朝食暮吐之患者常须警惕，当未雨绸缪，给予温补脾胃之阳，甚亦须辅以附子等回阳救逆之品，以挽救微阳，切忌攻伐之品，更衰微阳，恐有亡阳之弊。我曾遇一脾肾阳气重虚患者，长期食欲不振，忽觉胃火，欲食冷饮，家属不明原因，给予畅食，随即暴烦下利，面色苍白，冷汗淋漓，四肢厥冷，恐将亡阳。

三、脉数为标，阳虚乃本

中医脉证对临证辨虚实意义非凡，如东汉王符在《潜夫论·述赦》中所言："凡治病者，必先知脉之虚实，气之所结，然后为之方，故疾可愈，而寿可长也。"然单凭脉象，有时亦可能容易混淆，从而误诊，故当四诊合参，甚至舍脉从证。

《伤寒论》第 122 条言："病人脉数，数为热，当消谷引食，而反吐者，此以发汗，令阳气微，膈气虚，脉乃数也。数为客热，不能消谷，以胃中虚冷，故吐也。"患者出现脉数症状，一般认为，数脉主热证、实证，常提示胃火亢盛证，此时患者当消谷善食。然却不然，此患者不仅不能消谷，反而出现呕吐，据发汗病史。推知此为汗后脾胃虚弱之证。此脉数实为假象，其根本原因在于脾胃阳气不足，气血生化乏源，虚故反射性引起脉数。

我临证遇诸多心衰患者，心率比常人快，看似有热，然却常感虚弱，呼吸无力，此实为虚证，常以四逆合桂枝甘草汤治之；再如，我常见重度贫血患者，稍有运动或情绪焦虑，即脉数心慌，亦为此理，以小建中汤合归脾丸治疗。

四、虚实真假，临证变通

虚实真假为临证常见辨析要点，若遇能食、欲食冷食等看似胃火证患者，当须详辨虚实，实者可泻，虚者当补，以免犯虚虚之弊。如"除中"患者，虽胃气垂绝，然出现能食之反常现象，此为回光返照，常见于病危之征，亦可用"至虚有盛候"来形容，即在正气衰败前出现短暂类似实证或阳气恢复的表现，当须警惕。

我临证遇一些患者食欲尤甚，食量超于常人，然并不显露于形体，部分患者甚至愈食愈瘦，原因并不是胃火亢盛，而是脾胃虚弱。虚火导致食欲旺盛，其所食无法被人体吸收利用，阳气愈虚，食欲愈甚。此类患者不可清胃火，而应调补脾胃阳气，阳生则精自化，而精生则阳亦充，我常先与补中益气汤方，补气以促药食吸收，再据其他证候予以药物加减。当然，若患者阳虚导致胃火亢盛，形成附子泻心汤证，虚实之火共同导致食欲旺盛，则当辨析虚、实比例，调整扶正、祛邪力度，切不可单独泄胃火，详见本书第30篇。

此外，亦有些患者，看似虚证，然本质却为实证，即真实假虚证。我临证所遇诸多患儿，平素脾胃功能较差，加之多食零食、油炸之品，宿食堆积，又进一步影响脾胃运化，表现为消瘦、食欲不振、易感等，看似虚证，然本质却为实证，治当消积滞为先，切不可滥补，否则将有实实之弊。

结语

饮食是人体维持生命之基础，患者疾病之虚实常在饮食方面有所体现。一般情况下，医者可通过饮食大致判断患者脾胃虚实之证，然临证表现有时亦会表里不一，出现真虚假实证或真实假虚证。面对复杂多变之临床病证，医者应排除假象干扰，透过现象看本质，避免受惯性思维影响，方可辨治准确。

第9篇

论阳易复、阴难生

阳密乃固，阴精内守，则阴阳平衡，万物生化有源，各司其职。当患者阴阳两伤、病情危急时，因阳易恢复，而阴难速生，故须明晰缓急先后，治当先阳后阴，急温其阳以固阴，化阳以求阴生，阳中求阴，阴得阳生。

一、阴阳两伤，扶阳固阴

对于阴阳两伤危急患者，有形之阴液难以速生，无形之阳气首当急固。劳倦阳虚患者，稍作休息后，阳气可得恢复，然若阴精损伤，如男子滑精，女子月经量多，以致精血不足，阴复却需耗费时日，此"阳易复，阴难生"之理也。

《伤寒论》第20条言："太阳病，发汗，遂漏不止，其人恶风，小便难，四支微急，难以屈伸者，桂枝加附子汤主之。"患者汗出如漏，至阴阳俱损，仲景扶阳以固阴，阳气充盛，漏汗则止。若唯重滋阴，阳不足而用阴方，则阴难生且阳亦灭矣。阳气不足，运化无力，敛柔留邪，滋腻碍胃，得不偿失。

叶天士曾治"休息痢"，病程两年，常下利不止，久之阴阳俱虚，亦影响月经，并发小腹气结，治疗并非阴阳并补，而是急进温补之剂，先阳后阴。关于久利，仔细分析《伤寒论》乌梅丸，亦有加重温阳力度之意，临证治疗顽固性久利患者，可借鉴此法。

二、温阳健脾，序贯滋阴

《伤寒论》第29条亦有描述阴阳两虚之证，且患者脾胃阳气不足，吐逆者，滋阴药物难以吸收，只可先予甘草干姜汤以复其阳。脾胃阳气来复，厥回足温，则可再予芍药甘草汤，酸甘化阴，养肝柔筋，此阳生则阴长，正如张景岳所言："凡药食入胃，所以能胜邪者，必赖胃气施布药力，始能温、吐、汗、下以逐其邪。"

叶天士曾治一产后阴阳两虚患者，奇脉不固，带下，脊髀酸，脉微肢冷，且脾胃阳虚，呕吐清水，食不下化，治疗急扶其阳，首诊先用附子理中汤，暖脾胃之阳以劫水湿，二诊带下已减，再加胡芦巴温养肾阳，三诊脉象稍和，寒饮大消，再用养营法，气血两补以善后。

临证所遇阴阳两虚、气血不足患者，运用补益药物之时须先考虑患者脾胃运化吸收功能，若脾虚不运，再多滋补之品亦无济于事。除此之外，治疗其他各种疾病时，亦当如此，正如蒲辅周所言："人患病后，每每影响胃的消化吸收功能，服药多则加重胃肠道负担，更影响消化吸收。"

三、会仲景意，临证举隅

我临证谨记仲景之扶阳固阴思路，对于阴阳两虚患者，一则急固阳气，扶阳固表，阴则内守；二则温补脾肾，以促阴生，阳复则阴回。待患者阳气有所恢复，亦可采用阴阳序贯给药方法，循序渐进。

我曾治一阳虚宫寒崩漏患者，证属阳虚阴亏、阴阳俱虚，治当温经复阳敛经，暖肾以培阳生，温摄以固下真，以桂枝加附子汤加菟丝子、补骨脂等扶阳以固阴，月经遂止，再给予阴阳并补之地黄饮子去石菖蒲、远志，以扶真元。

我临证遇诸多恶性肿瘤患者，因放化疗，多胃败而消瘦，气血阴阳皆不足。其水药不得入口，遂予理中汤、吴茱萸汤等先安胃气，亦适当加入沙参、麦冬、山药及玉竹等平补之品，待胃气有所恢复，药食可进，再加滋阴养血之品，如阿胶、地黄等。我喜用炙甘草汤、左归丸等调补阴阳。

此外，医者会仲景意，临证治疗各种疾病皆当养胃气为先。我曾遇一尿毒症患者，属脾肾阳虚证，阳虚则水湿不化，郁久则为痰、为瘀、为浊、为毒。虽已血透，然本虚标实之证仍在，欲以承气汤等攻逐祛邪，考虑患者脾肾阳虚之本，尤其是土虚水药不得而入，即便可服亦影响吸收，思虑再三，先予附子理中丸以复脾胃之阳，待食欲恢复，再予大黄之类祛邪治疗。

结语

　　阳易复、阴难生，医者临证面对阴阳两虚证、病情危急时，当考虑扶阳以固阴，温胃促阴生，此仲景重要辨治思路，甚为贴切临证实际。我常以此为警示，临证所遇此类证候疾病，并非阴阳并补，而是先阳后阴，顾护胃气。除此之外，对于其他各种证候之疾亦是如此，阳气不固，皆为枉然。当然，重视温阳亦非一味壮阳，须把握尺度，且多为暂时性，随即当滋阴或阴阳并补，否则孤阳不长，阴（血）虚阳浮，甚有上火之患；对于阴阳两伤较缓者，则可阴阳并补，炙甘草汤、地黄饮子等即是如此。

第10篇

论病邪与体质共同决定疾病之征

中医学认为，正邪为疾病之根本因素，正邪斗争胜负不仅决定疾病发生与否，亦影响其发展变化。故疾病之传变，当由病邪本身性质及患者体质共同决定。临证辨治疾病时除把握病邪性质外，辨体质亦甚为关键。

一、内外相引，同气相求

疾病之发生，与感邪相关，然与体质亦有密切关系。早在《黄帝内经》时期就已认识到所感病邪与所发病证并非一致，如《素问》明确指出："风之伤人也，或为寒热，或为热中，或为寒中，或为疠风，或为偏枯，或为风也，其病各异，其名不同。"此由形有缓急、气有盛衰、骨有大小、肉有坚脆、皮有厚薄、等体质差异决定。

此在《伤寒论》中亦多有论述，如同样是风寒袭表，可见太阳伤寒、中风及温病，亦可传变为实热证或里虚证等，此皆为体质不同所致；《伤寒论》第7条又言："病有发热恶寒者，发于阳也，无热恶寒者，发于阴也。"这可理解为正气不衰者，受邪后，能引起正邪抗争，故见发热；正气不足者，受邪后，抗邪无力，故无热恶寒，此发热与无热之根本在于患者体质。

此外，后世医家在此思想上加以丰富发展，发现不仅所患病证与人体体质相关，有时所感邪气亦与之关系密切，即中医学上所谓"同气相求"。

"同气相求"始出《周易·乾卦·文言》："同声相应，同气相求。水流湿，火就燥，云从龙，风从虎。圣人作而万物睹，本乎天者亲上，本乎地者亲下，则各从其类也。"即气类相从，相同性质事物在某方面存在相互感应、同化、激发，而最终趋向功能一致化的现象。此法被取象比类应用于中医学，言不同体质易感相应之邪，易患对应之疾。

一方面，同气相求言不同自然界时气可致相应脏腑疾病发生，如"乘秋则肺先受之，乘春则肝先受之，乘夏则心先受之，乘至阴则脾先受之，乘冬则肾先受之"。为此根据不同脏腑之虚实，医者临证可在相应节令提前预防，如素有肺燥之人，到秋季可以梨、百合养之，预防秋燥，亦可适当加入沙参麦冬汤等养肺阴之品，防治并举；再如春发肝气，针对素有肝郁化火体质之精神神志类疾病患者，到春季可调用疏肝养肝之品，以防疾病发作；亦如冬季养肾、肾虚体质之患者，此季尤当惜肾精、重补养，并根据寒热体质差异，可辨证给予补肾膏方等，伏藏肾气。

另一方面，同气相求亦指出不同体质易感受相应六淫邪气，如《灵枢·邪气脏腑病形》云："形寒寒饮则伤肺，以其两寒相感，中外皆伤，故气逆而上行。"其指寒性体质患者又易感受寒饮之邪，寒与寒相感而致肺病，又如临证宫寒体质患者经期甚易感寒，痛经加剧大多因此，再如临证常见脾虚之人易患湿邪而致腹泻、消化不良等症，实是"湿土之气，同类相召"之故，亦为天人相应之理。

二、变系体质，循机而治

疾病之传变亦由病邪及体质共同决定，而有时体质因素更为重要，如风寒表实证即麻黄汤证，患者因外邪袭表，正气抗邪于表不能固护于里，里气升降失调而表现为泄泻症状，然此症状并非由于阳明胃肠受邪所致，随着表证解除自会好转；若患者正虚不减，随着疾病发展，表邪可更甚，里气升降失调亦愈加严重，发展为葛根汤证，此时亦须发汗解表，并配合升阳止泻，即喻嘉言所谓"逆流挽舟"之法，所言："人体感受邪气，邪气由表逐渐里传，此时应用发汗解表之法，使邪气从原来所进之处而出，如逆流中挽船上行。"至此疾病主要矛盾仍在表；若患者体质偏湿热，病邪入里传变，发展为湿热下利之葛根芩连汤证，此时疾病主要矛盾向里转变，不可再用麻黄、桂枝，而当加黄芩、黄连以清热燥湿；若湿热愈甚，或化燥入里，则可壅滞腑气，表现为大便黏腻不爽甚或便秘、热结旁流等，此时应用茵陈蒿汤甚则承气汤通下腑气。

由此可见，从疾病传变与体质的关系，不禁联想起新型冠状病毒肺炎，患者可能起初仅表现为风寒表实证，然由于湿性体质，寒湿抑或湿热，病邪逐渐向里传变时疾病发生变化，故有些患者表现为寒湿疫证，而有些则表现为湿热疫证，甚至发展为腑气壅滞、阳明热盛症状，所以诸多抗疫方药中多加入通腑气、泄湿热之大黄。

再如太阴暴烦下利患者，因体质变化不同，转归亦有差异，《伤寒论》第187条、第278条记载有三：其一，若患者脾阳恢复，可使疾病向愈，即所谓"脾家实，腐秽当去故也"；其二，若阳复太过，病从燥化而成阳明病；其三，若下利致津液耗竭，则无物可利。医者临证当辨析病机，随证治之，脾家实者当密切观察，顾护胃气，转阳明者则护正兼通调腑气，而无物可利者当急救阴阳；反之，则变证无数。

三、顾护体质，未病先防

中医学强调人体体质对疾病邪正盛衰具有影响，正气充盛，体质强健，对疾病发生发展具有一定预防作用，《温病条辨》以老人、小儿体质为例，认为老人"八脉空虚，阴精素亏"，故老人患病后易迅速逆转为危重证候；小儿"脏腑薄，藩篱疏"，故易于传变，致神气怯。此亦解释各种外感疾病重症之人往往为老幼、体质较差患者，而正气盛者相对为好，皆源于体质。

因此，增强体质、改善体质偏颇是提高正气抗邪能力之关键，也是未病先防之重点，体现了中医"治未病"思想，即通过调节体质达到未病先防、既病防变、愈后防复之目的。如《伤寒论》第8条曰："若欲作再经者，针足阳明，使经不传则愈。"仲景把握疾病传变规律，当意识到邪气有向阳明传经趋势时，即采取"针足阳明"的防御措施，以增强人体胃气，补益后天之本，扭转病势而达到未病先防之目的；反之，则不然，如大青龙汤条文第38条、第39条，之所以强调"若脉微弱，汗出恶风者，不可服之"及"无少阴证者，大青龙汤发之"，因此方峻汗，若不考虑体质而用之，则会伤正，甚至亡阳损阴，出现严重不良反应，可见仲景对人体正气尤其是阳气之顾护；再如《伤寒论》第398条曰："病人脉已解，而日暮微烦，以病新差，人强与谷，脾胃气尚弱，不能消谷，故令微烦，损谷则愈。"此患者大病初愈，脾胃之气尚弱，而强予谷物，则出现心中微烦，说明此时当节制饮食，以防止疾病复发。

总之，"治未病"须兼顾病邪与体质，除慎起居、避风寒、提前预防病邪入侵外，顾护体质亦甚重要，调养身心、改善偏颇体质，则疾病不易侵犯，持之以恒，必有良效。

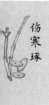

结语

　　疾病发生与传变受诸多因素影响，主要为病邪与体质两方面。邪之所凑，其气必虚，病邪侵袭人体与正气密切相关，且由于体质各异，根据同气相求理论，患者所感病邪可能会有所差异，此皆通过改善体质可预防。人体感受邪气后，发病特征各不相同，这取决于患者体质，即外邪从体质而化，故调节体质亦有干预疾病传变之用。

第11篇

论《伤寒论》条文一方多篇分布

《伤寒论》条文常见一方多篇分布，此为仲景辨证论治思想之体现，有时条文虽分布于不同篇章，其基本病机却有类似或证候程度、阴阳属性相近，之所以分篇论治，主要是为体现疾病发病连贯性、兼容性，以及泛化治法之思路，如宽泛温阳之法。

一、紧密病机，异病同治

相异之病得以同方为治，多因病机类似，是以《伤寒论》条文一方多篇分布，实为异病同治之理，故临证常须着眼于病机，辨证论治。

以抵当汤为例，《伤寒论》太阳病篇第124条及阳明病篇第237条皆有记载，仲景将抵当汤分别运用于太阳蓄血证与阳明蓄血证，两者在病位与临床症状上多有不同，太阳蓄血证乃瘀热互结于下焦，少腹硬满急结，邪上攻于心，故而发狂；而阳明蓄血证为瘀热结于胃肠，下实上虚，心神失养，故有喜忘，蓄血与燥屎相混，大便虽硬易解出，其色必黑。然以一方治之，盖两者同为瘀热互结之病机，皆宜抵当汤攻下瘀热。

此外，太阳病篇第125条亦以抵当汤治身黄证，然此发黄并非由湿邪所致，而为瘀热，故亦可用抵当汤治疗。仲景之所以将此方分篇分布，即为告知，但凡瘀热，临证不必局限于太阳或阳明，即可考虑用此理法方药，我临证亦常用抵当汤治疗瘀热互结之脑梗死、脑出血后遗症、阿尔茨海默病等脑部疾病。

再以五苓散为例，太阳病篇中第71～74条、第141条、第156条，阳明病篇第244条，霍乱病篇第386条，皆有以五苓散治疗，涉及内容广泛，其中太阳病篇有太阳蓄水证、水逆证、水痞证等，而阳明病篇涉及太阳阳明合病，在霍乱病篇中则言霍乱上吐下泻，热多欲饮水者。不同疾病，症状亦有所差异，然皆可以五苓散治之，原因便是其病机皆为水饮内停，兼有表邪未解，故宜五苓散外疏内利，表里双解。

二、观之病势，见其全貌

一方之条文分布于不同篇章，为疾病发病全过程之体现，当观察病势，析以从治。以真武汤为例，《伤寒论》太阳病篇第82条及少阴病篇第316条皆有记载，两者虽同为阳虚水泛证，皆可用真武汤温阳利水。

然作为肾阳虚水泛证，常理认为当在少阴病篇，为何亦有在太阳病篇，原因在于其始发病证不同。《伤寒论》第82条实际论述邪由太阳传变至少阴的发病过程，只为还原疾病传变之全貌，故未放在少阴病篇。

临证所遇急性肾小球肾炎、慢性肾病急性发作期、肾病综合征等，伴有水肿甚至心衰，此类疾病在发病前常有外感病史，与《伤寒论》第82条记载类似，故当从太阳病传少阴病理解其病势以及疾病全貌，认识发病之连贯性。

三、先后主次，殊途同归

多经合病，辨其病变有先后之分，然最终亦同方治之，故一方之条文可分布于不同篇章中，正如上述真武汤82条，与316条本身为少阴病不同，其为太阳病传少阴病，虽然病变有先后，然最终两者皆为阳虚水泛证，故同用真武汤治疗。

不仅病变先后有别，而且病位主次存异，以桂枝汤为例，仲景在太阳病篇阐述大量桂枝汤证之应用，主要为太阳中风证，营卫不和，患者腠理疏松，易于汗出，久之亦可伴有脾虚，显然太阳病变为先、病位为主；而太阴病篇中，太阴脾胃素虚，复感风寒，如《伤寒论》第276条所谓："太阴病，脉浮者，可发汗，宜桂枝汤。"此时病变以太阴为先，亦为主要病位。即便如此，最后病机却相似，治疗亦殊途同归，皆以桂枝汤外调营卫，内和脾胃。

此在大承气汤分篇治疗阳明及少阴三急下证中亦有所体现，阳明三急下的始发因素为阳明腑实证，久之必将导致肝肾精血枯竭，出现"目中不了了，睛不和"，尤其当患者疾病进展迅速时，当釜底抽薪，急下存阴；而少阴三急下，始发因素为少阴阴虚，逐渐导致肠道干涩，引起腑气不通、大便秘结，化热伤津，又会耗伤肝肾精血，故亦须急下。上述两种三急下之证虽最初病机不同，然最终皆导致阳明腑实与肝肾精血不足之恶性循环，主要矛盾相似，故治法一致，皆以大承气汤攻下。

四、泛化温阳，因须为用

温阳法乃《伤寒论》常用治法之一，体现仲景泛化温阳之思想，旨在扩展温阳用途，灵活应用温阳之法。

以四逆汤为例，该方为治少阴阳虚常用方，然临证运用时并非只有典型少阴病可用。在太阴病篇第277条，针对太阴脾虚，仲景提出"宜服四逆辈"，四逆辈即理中汤、四逆汤一类方剂。"自利"乃因脾阳虚衰、升清无力，"不渴"乃因脾阳虚弱、温运失职、寒湿内生，投以理中汤，若效果不佳可投四逆汤，加大其温中散寒、健脾燥湿之功，一则"治未病"，防止太阴向少阴传变，二则四逆汤相较于理中汤，温阳力度有所提高，患者虽尚未出现典型少阴病，却可温阳自动升级，而不拘泥病在何经，详见本书第48篇。

此外，四逆汤条文第91条，太阳少阴两感证，表里同病，阳虚为甚，自当先里后表，故先以四逆汤治疗；在厥阴病篇亦有分布，如第353条、第354条，所治阳虚寒厥；霍乱病篇第389条所用四逆汤，论治阴盛格阳，虚阳外越，实乃真寒假热之证。四逆汤条文分布于不同篇章，其温阳之功亦较为宽泛，临证不必拘泥温何经，着重依据温阳之需即可。

又以吴茱萸汤为例，阳明病篇第243条，论述阳明病寒呕证治，胃阳虚衰，受纳腐熟无权，或浊阴上逆，则食谷欲呕，投以吴茱萸汤，温中散寒，和胃降逆；少阴病篇第309条，论述少阴病吐利，少阴寒邪上干中焦，而致中阳不足，寒浊中阻，故可见吐利，阳气不能温煦四肢，可见手足逆冷，用吴茱萸汤温肾暖土，降浊止呕；厥阴病篇第378条，论述厥阴病寒凝肝经，浊阴上逆，胃失和降而呕，寒邪循经上扰颠顶，故见头痛，治以吴茱萸汤，暖肝温胃降浊。吴茱萸汤条文分布于不同篇章，温煦病位不同，然皆为阳虚或寒证，此与四逆汤泛化温阳之用类似，临证不必苛于具体一经，皆可随证温之。

结语

《伤寒论》某些方药之条文可见一方多病篇分布，此异病同治之理，其所治病机大多类似或证候程度、阴阳属性相近。一方面仲景欲展示疾病发病过程之全貌，以此警示后世医者当注意疾病之可能传变；另一方面，亦有治法"量"之体现，即病机虽有差异，然其证候程度同在一定范畴，阴阳属性亦相接近，故皆可治以相同方药，此有泛化治法之意。

第12篇

《伤寒论》六经病提纲似纲非纲刍议

　　仲景将各证候按六经划分，首创六经辨证论治体系。书中除详述证治外，亦总论各经病证规律，形成六经病提纲。然其提纲概括并不全面，甚至仅为一方之证治，故有认为《伤寒论》提纲似纲非纲。我认为《伤寒论》六经病提纲虽不全面，然却可反映本经当中多数或最具代表性的内容，故对临证有重要指导意义，正如韩非子所言："善张网者引其纲，不一一摄万目而后得。"

一、提纲之辩，辩才无碍

　　关于六经病提纲是否为纲，各家争辩不休。赞成者认为仲景择本经关键脉证而标之，当为六经之纲领；而不赞成者认为其不能概括本经所有病证，如变证等与提纲不符，更有甚者视其为桎梏，提出应当废除；亦有持折中态度者，认为争论其是否为纲意义不大，只要遵循提纲之义，即使不称提纲亦可。

　　六经病提纲之不完整、不全面有目共睹，然中医文化，博大精深，六经之病，错综复杂，妄图以一言蔽之，岂不谬哉？然纲之本义为提网之总绳，而非捕鱼之细网，其必求精简，故剔除分支，保留主干，主次鲜明。详述尽在原文，又何求提纲面面俱到？网有纲在，有条不紊，凡著书立说，不可无纲，况且伤寒六经之纲，字字珠玑，极具价值。

　　从临证经验来看，我认为六经之纲能反映本经多数或最具代表性内容，对辨治疾病有重要启示意义。初学者读及提纲，就对其留有一定印象，如太阳病主证源于外感，故多"头项强痛""恶寒"，阳明病主证多胃热、胃实，故言"胃家实"，等等。纵使遗漏甚多，颇为局限，然一经病证之代表已近在眼前，正如柯韵伯所言："仲景作论大法，六经各立病机一条，提揭一经纲领，必择本经至当之脉证而表章之。"当然临证可以此为据，然亦当灵活变通。

二、六经之纲，纲举目张

《伤寒论》提纲宗六经，而不以阴阳为总纲，若以阴阳为总纲，正如刘渡舟所言："大则大矣，美则美矣，而其义犹未尽善也。"一般而言，六经病提纲对本经疾病多具一定概括意义，单个症状虽难以判断，而多个症状，即"至当之脉证"联合诊断，则准确率大为提高。然亦有特殊，某些提纲对本经病内容涉及偏少，当须明辨。

（一）太阳病提纲

太阳为六经之藩篱，邪犯太阳，先袭于表，正邪相争，太阳经气不利，卫阳被遏，故"太阳之为病，脉浮，头项强痛而恶寒"。脉浮，为太阳表证之典型症状，然脉浮者并非全为表证，亦可见于阳明病。患者气血充盛，脉道充盈，里热炽盛，脉按之同样偏浮，如白虎汤证之"脉浮滑"，此为表里俱热，而非太阳表证；太阳病头项强痛，因太阳经循行人体头项后背，邪气闭阻太阳经脉，经气不利，运行受限，致使经脉拘挛、头项强痛，然内生之邪，如湿邪、瘀血等，同样会阻滞太阳经脉，引起头项强痛。故仅凭"头项强痛"不可确诊太阳病；太阳病恶寒之理，为外邪侵袭，阻闭卫气，分肉失煦，故怕冷。然少阴病肾阳虚，命门火衰，患者亦恶寒，两者虚实有别，病机自然迥异。

所以，医者单凭某一症状难以分辨病证，若三者联合，则诊断太阳病之准确性将极大提高。当然，此提纲只能初步提示方向，不可完全确诊，须结合其他症状、脉证合参，方能准确无误。

（二）阳明病提纲

阳明多气多血，其受外邪，功能失司，邪化燥热，多热多实，故"阳明之为病，胃家实是也"。此"实"乃邪气盛实，有气分大热与腑实燥结之分，治当清热、通腑。然提纲并未涉及阳明中寒证，其因在于脾胃为气血生化之源，阳明多气多血，邪盛正未虚，两者交争剧烈，故病变性质多为热证、实证。阳明中寒证虽可见，然与热证、实证相比终归为少。此篇以"胃家实"三字概括，可见仲景惜墨如金，使全篇主次鲜明，纲举目张。

（三）少阳病提纲

少阳为枢，若其枢机不利，肝胆失疏，则"少阳之为病，口苦，咽干，目眩也"。具体而言，少阳胆火内郁，熏蒸肝胆，可见口苦，然仲景所论阳明有火，亦可致口苦，故单凭口苦，不足为证。当然少阳、阳明分属两经，经气循行及旺盛时间有异，故少阳病口苦多在清晨，而阳明病口苦多在日晡所；肝胆火旺，少阳之火灼伤津液，故见咽干，然咽干原因甚多，如肾阴虚、肺阴虚、胃阴虚等，仅凭此症不足以诊断少阳病；足少阳胆经起于目外眦，少阳胆火循经，上扰清窍，可见目眩，然饮邪内停亦可致头眩，如"心下逆满，气上冲胸，起则头眩，脉沉紧"之苓桂术甘汤证，一为胆火，一为饮邪，不可不辨。此外，小柴胡汤证还可见"往来寒热，胸胁苦满，嘿嘿不欲饮食，心烦喜呕"，当与提纲合参。

（四）太阴病提纲

太阴病为三阴病之初始阶段，脾阳虚弱、寒湿内阻为其常见之证，故"太阴之为病，腹满而吐，食不下，自利益甚，时腹自痛。若下之，必胸下结硬"。寒湿内生，气机不畅，因而腹满，然阳明腑实亦可见腹满；浊阴上逆，故见呕吐，然六经病皆可吐；脾虚湿盛，导致自利，然热结旁流、少阴寒化同样下利。唯有四诊合参，方可根据提纲之主证，辨析根本之病机。

此外，仲景在提纲中更多涉及太阴脾虚寒湿之证，而对于脾虚气血不足证所论不多，此因其在他篇中已对小建中汤、桂枝汤等有所阐述，为避免重复，未再赘述。当然，在具体太阴病篇中，还是载有脾虚气血不足之桂枝加芍药汤，然非主要，详见本书第51篇；且提纲未言太阴实证，如治太阴脾络气滞血瘀腹痛之桂枝加大黄汤，即未包含在内。此外，方中芍药滑肠、大黄泻下，两者又可活血逐瘀，共奏泻下瘀血之功，使邪有出路。然根据太阴病提纲，太阴病不能下，否则会导致胸下结硬之变证，此提纲未涉及太阴实证之明证也。

（五）少阴病提纲

少阴病为六经病之危重者，其提纲"少阴之为病，脉微细，但欲寐也"。然关于"脉微细"争议颇多，各执一词，有提出"脉微细"仅指阳虚，亦有言"脉微"代表阳虚、"脉细"代表阴虚。故"脉微细"代表少阴阳虚、阴虚两证，即少阴寒化证、少阴热化证；而关于"但欲寐"，有指阳虚证所致，然亦有认为此睡眠障碍之意，阳虚或阴虚皆有可能。

就具体表现而言，阳虚失眠，患者似睡非睡睡不着，似醒非醒醒不清，而阴虚或心肾不交所致失眠，可见五心烦热，甚阴虚盗汗等，临证差异显著，故提纲须结合具体临床表现，方可辨治有道。

此外，姑且不论此提纲仅为阳虚寒化证，即便其同时包含少阴寒化证、少阴热化证，涉及少阴病篇绝大多数内容，然仍有部分内容未能尽数涵盖，须区分论治，切不可按图索骥，本本主义。

（六）厥阴病提纲

厥阴病为六经病传变最后阶段，涉及脏腑经络病变、阴阳转化病变之厥阴病，邪入厥阴，阴尽阳生，寒热错杂。然其提纲"厥阴之为病，消渴，气上撞心，心中疼热，饥而不欲食，食则吐蛔，下之利不止"，实为乌梅丸之证治思路，属上热下寒之证。同样，其单个症状可与他经之病证类似，如皆为寒热错杂之三泻心汤证等，当加以鉴别，故医者临证仅以此提纲为辨证参考，不可拘泥。

仲景在此，多言脏腑经络病变之本证，而无阴阳转化概念上之厥阴病。揣测其意，前五经皆以脏腑经络而言，故厥阴病提纲亦偏于此。而厥证，以阴阳气不相顺接为机，此属阴阳层面，故虽与本证同样重要，然为求前后对应，而未录入提纲。

结语

由于疾病复杂，将一经脉证并治一言以蔽之着实困难，故《伤寒论》六经病提纲并非涵盖本经全部内容。然提纲作为本经多数或代表性内容之概括，对临证具有重要参考价值。当然，仍须参合其他脉证，活用提纲，执简驭繁，综合考量，如此方可更加全面理解《伤寒论》之理论内涵，亦可更加准确运用其理法方药。

第13篇

从太阳病篇幅谈《伤寒论》外感杂病

整体观为中医基本特征之一，在《伤寒论》中体现得淋漓尽致，就太阳病篇而言，其条文虽占近一半。然仲景为保证疾病叙述之连贯性，着笔伤寒，落于五经，涉及纲常兼变，甚则类似证，条条相依，不离整体之根本，可以说太阳病篇不专述表证，其大量笔墨常在杂病论治。

一、开篇之义，不拘太阳

《伤寒论》首篇为太阳病篇，其篇幅占全书将近一半，后人难免疑惑太阳病篇即论太阳病证治，故常有《伤寒论》为外感病专书之说法，然细读太阳病篇可发现，太阳病结构复杂、内容丰富，虽含有太阳病证，却非皆为太阳病，更不能误以为是太阳表证，所载里证尤多，除太阳腑证外，亦及其他五经，多为太阳表证自然演变或失治误治传变而来，如徐灵胎所言："观《伤寒论》所述，乃为庸医而设，所以正治之法一经不过三四条，余皆救误之法。"

王肯堂曾云："由太阳为三阳之首，凡阳明、少阳之病，皆自太阳传来，故诸阳证不称名者，皆入其篇……后人不悟是理，遂皆谓太阳篇诸证不称名者亦属太阳，而乱太阳病之真……为大失仲景之法也。"此对理解太阳病篇与太阳病之关系颇有帮助，不可将所有内容混为一谈，要以整体、动态眼光，分清太阳表证、太阳里证、太阳变证，甚至疑似证等内容，方可准确理解太阳病篇，对理解其他病篇亦有一定参考价值。

二、表证三分，挈领杂病

细研伤寒，太阳病篇中专论太阳表证内容实则少之，仅太阳中风、太阳伤寒、表郁轻证及略述太阳温病，而大量篇幅皆在论述内伤杂病。仲景之所以如此论述，并非本末倒置，只是为保证疾病传变过程之连贯性，明晰疾病发生发展之来龙去脉，而非断章取义、有头无尾，可以说仅太阳一篇，即将《伤寒论》全书射映其中。如第82条言："太阳病发汗，汗出不解，其人仍发热，心下悸，头眩，身𣊵动，振振欲擗地者，真武汤主之。"真武汤所主为少阴阳虚水泛证，为何太阳病篇亦有记载？此为太阳病传变所致之阳虚水泛，与临床急性肾病水肿发病有一定相似之处，盖此类患者水肿发病前一段时间多有外感表现。

太阳病篇条文第178条，布设太阳，运筹全书。只太阳一篇，不必尽然全文，便可略知他经之端倪，全书之统系，井然不紊，蔚成大观。此即对疾病整体观之把握，以动态思维认识病证，并详述诸证辨治细则，正如仲景所言："观其脉证，知犯何逆，随证治之。"

此篇内伤杂病所论甚多，内容遍布六经，如太阳腑证之太阳蓄水证，乃太阳经证不解、邪与水结、膀胱气化不利、水液停蓄所致。同为太阳腑证之太阳蓄血证，为太阳经证不解，邪热内传，与血相结于少腹；其他太阳病变证更是涉及广泛，如热证有虚烦证、邪热壅肺证、胃热津伤证、协热下利证等，虚证又有心阳虚证、阳虚兼水气证、脾虚证、肾阳虚证、阴阳两虚证等；还有结胸、脏结、痞证及太阳病类似证等，故切不可因太阳病之名或太阳病篇行文之长，而误言《伤寒论》为外感病专著，其实亦将内伤杂病尽述之。

三、惜墨如金，删其已言

仲景在太阳病篇涉及其余五经内容，详细缜密，以致后篇专论五经内容，不免删其已言，不再赘述，略而精简。故欲了解仲景之说全貌，须前后对照，整体把控，切不可以偏概全，一叶障目，不见泰山。

以太阴病篇为例，后人若只读此篇，定会存轻太阴中土之疑。实则不然，仲景重视脾胃内容实不在少，因太阳病篇已论太阴脾虚、气血不足之小建中汤证，故在太阴病篇不再提及，而主要论述太阴寒湿内停之理中汤证及太阴实证等。此外，少阳病篇条文分布亦为此理，虽此篇条文仅十条，然相关内容在其他病篇，尤其是太阳病篇多已论述。再如《伤寒论》开篇第一方桂枝汤，即外调营卫、内和脾胃，其药后将息为顾护脾胃之典范，详见本书

第14篇，以后诸方皆效此法，然仲景未多复论。

结语

　　整体观念，辨证论治，乃中医治病之精髓，证证相连，变化转归，其形万类，仲景虽只论太阳一篇却难离整体，不免涉及其他五经。又因太阳病为表为始，此时变化繁杂，兼夹尚多，表证实少，杂病居多，若不长篇述来，恐难以尽病变之首终，述转归之因由，仲景行太阳一篇，便合概五经，统摄全书。故《伤寒论》非独为外感伤寒所著，其实为内伤杂病之法则，整体辨治之典范也。

从桂枝汤药后调护看服药注意事项

仲景治病，讲求医养相合，辨证调摄，《伤寒论》详细记载了桂枝汤的药后调护，其他方药亦明述"如桂枝汤将息"，足见其对药后调摄之重视，此对中医临证具有重要指导意义。然现代一些医家只关注方之中病与否，却忽略了服药方法，尤其是药后调护。殊不知，药物疗效的好与坏，与药后调护密切相关。正如徐灵胎《医学源流论·服药法论》所言："方虽中病，而服之不得法，则非特无功，而反有害，此不可不知也。"

一、药后啜粥，以助药力

柯韵伯谓桂枝汤为"仲景群方之魁，乃滋阴和阳，调和营卫，解肌发汗之总方"。桂枝、芍药、生姜、大枣、炙甘草五药合用，辛甘化阳，酸甘化阴，寓敛汗于发散、调卫于和营，须臾之后，再啜热稀粥一升余，以助药力，一则可益汗源，二则可保胃气。

汗者，水谷之津也，啜热稀粥使津液充足，则发汗有源，可避免汗出太过，耗血伤津，使正气不伤，而已入之邪不得久留，外界之邪不得复入。粥者，煮至糜烂而成，粥之原料为稻米，亦有粳米，性味甘平，生津健脾，可助汗源。

汗法太过常损脾胃，如夏季炎热，易于出汗，使人食欲不振、不欲饮食，此乃发汗太过损伤脾胃所致。仲景重视胃气，"胃为水谷之海"，喝热稀粥有利于脾胃虚弱者消化吸收，粥之稀如饮，正如《黄帝内经》所言："饮入于胃，游溢精气，上输于脾。脾气散精，上归于肺。"脾主肌肉，肺主皮毛，啜粥借水谷之精气充养中焦，脾胃得固，腠理得开，再加粥之热性助辛药发汗，更添药力，使风邪随汗而解，病证得愈。

二、添衣覆被，微汗为佳

除桂枝汤外，《伤寒论》中麻黄汤、葛根汤、桂枝加厚朴杏子汤、葛根加半夏汤等亦需"覆取微似汗"。温覆取汗，不同于盲目加大药物剂量以发汗，其为通过添衣覆被之物理发汗法，乃辅助增强疗效。一方面，被子的包裹作用，使人体与外界隔绝，有效防止外邪侵袭，降低病后复感概率；另一方面，通过保持温度，使身体得温以助卫阳，与桂枝汤辛散之力相合，体内热气流遍全身，腠理开张，汗出病邪得解，如徐灵胎所言："如发散之剂，欲驱风寒出之于外，必热服而暖覆其体，令药气行于荣卫，热气周遍，挟风寒而从汗解。"

然仲景温覆之目的，不在于大量发汗，而是"遍身漐漐，微似有汗"。周身微汗则使人体气机通行、血脉调畅、气血营卫调和，且不易伤及正气。若汗出"如水流漓"，则损伤阳气，耗竭阴津，且邪气逗留，缠绵难去。当然，若患者确须峻汗治疗，医者则要把握尺度，同时亦当注意防护，如仲景大青龙汤方后注中，为避免汗出太过，用"温粉粉之"，以防大汗损伤阳气，甚则亡阳厥逆。

三、病瘥即停，不必尽剂

适度汗出是桂枝汤停药的标志，服一次药，病证解除，则应停服余药，中病即止，利用人体自身之正气祛除余邪，恢复健康。若服药过度，发汗则伤阴损阳，变证丛生。

中病即止是中医治病重要思想之一，除桂枝汤药后调护外，《伤寒论》中多处亦有所体现，如大承气汤"若一服利，则止后服"，小承气汤"若一服谵语止者，更莫复服"，瓜蒂散"不吐者，少少加，得快吐乃止"，栀子豉汤及其类证"得吐者，止后服"，桃花汤"日三服，若一服愈，余勿服"等。后世《蒲辅周医疗经验》亦言："用药如用兵，是不得已而为之。药物本为补偏救弊之用，故当中病辄止。"

人得天地之全，药得天地之偏，药物以其寒热温凉之性，纠脏腑阴阳之偏，然对阴阳平和之人来说，药物之偏性是一种致病因素，因此"中病即止"尤为重要，切不可过度治疗。有些医者在临证治疗肿瘤时妄图用过量化疗药以尽块消除肿瘤细胞，然却忽略人体自身的免疫功能，以致很多患者并非死于肿瘤本身，而是亡于免疫系统之崩溃，即中医所谓正气亡竭，常须识此。

四、守方续服，小促其间

仲景治病，不拘泥于一日一剂，而是根据病情轻重随证加减，灵活变通。若一服而不汗，守方续服，并缩短给药时间；若病证重者，昼夜续服，增加服药次数，以接续药力，促使疾病尽快痊愈。守方续服实为医者自信之体现，同时亦体现其对于病证之准确判断及长远预见，对方药之全面思考及精细考量。如张景岳治不寐消渴患者，以归脾汤去木香养阳，大补元煎益阴，用至三百余剂乃得痊愈。现在一些医者对处方没把握，有时药虽对路，却因暂未见效而贸然更替，半途而废，几经波折却鲜有疗效，实属可惜。

然亦须一分为二看待仲景所述，由于受病邪性质、感邪强度、个人体质等因素影响，病情不断发展，寒热虚实，阴阳表里常相互转化，甚病情转危，切不可墨守成规，胶柱鼓瑟，以免贻误病情，一旦见到病证有所变化，当抓住时机，因势利导，做到证变、法变、方变、药变。

五、饮食有忌，顾胃存津

桂枝汤药后禁食生冷、黏滑、肉面、五辛、酒酪、臭恶等物。此类食物皆违背仲景"保胃气，存津液"思想，因此为服药之禁忌。脾胃为后天之本、气血生化之源，《伤寒论》从配伍用药、药后调护到疾病预后，处处考虑胃气盛衰，即为此理。

除仲景外，历代医家对饮食禁忌也颇为关注，大体分为两方面：一者为疾病之需，如脾虚者忌油炸、黏腻，寒证者忌生冷，热证者忌辛辣，下利者忌油腻，疮疡者忌腥膻等，两者为药物之需，如服人参、地黄者忌萝卜，服薄荷者忌鳖肉，服土茯苓者忌茶，服清咽润肺药者忌辛热刺激之品，服温阳和胃药者忌寒凉食物，有一定道理，然非绝对，当辨证而论。

饮食禁忌，一方面有利于患者的疾病康复，另一方面可预防"服药正病时"。所谓"服药正病时"，即指在服药期间正好发生其他疾病，而此与药物本身并无直接关系，然临证却较难判断。故为避免不必要的干预因素，影响患者治疗，劝其适当忌口亦是明智之举。如我曾治一宫寒月经不调之患者，服用暖宫调经药后反出现痛经，细问方知患者经期多食冷饮，遂嘱其忌食寒凉之品，药物方才显效。

此外，关于"服药正病时"，临证确实比较难防，须医者缜密详辨。我曾治一月经不调患者，所开活血调经、疏通经络之药，不料患者刚服头煎便觉头昏眼花、天旋地转、如踩棉花，患者及家属以为是药后不良反应，故前来质询，脉证合参，得知患者经常手脚发麻，推测为颈椎病，并以 CT 确诊，才相信其病证并非药物引起，乃"服药正病时"。

结语

桂枝汤药后调护五法，药后啜粥、温覆取汗、病瘥停服、守方续服、饮食禁忌，可固护脾胃，增强药效，防止不良反应，预防"服药正病时"。《伤寒论》详载诸多服药注意事项，足见仲景临证之严谨、细致，对病情趋势及治疗变数之了然、胸有成竹。医养相合，谨守病机，辨证调摄，以期增加方药之功效，弥补治疗之不足。

第15篇

论仲景之肺肠同治思路

肺与大肠关系密切，肺为脏，肠为腑，一阴一阳，互为表里，即所谓"肺与大肠相表里"。此理论在历代典籍中论述颇多，如《灵枢·本输》提出"肺合大肠"，此在我临证实践中亦得到充分证实。此外，《伤寒论》中肺肠同治法之运用综理密微，然全书并未就肺肠关系多加赘述，而是将其理现于具体证治方药中。

一、表里相应，升降相因

肺与大肠相表里，气机相互协调，肺主呼吸，亦将脾胃运化之水谷精微布散至全身，而大肠司排浊，将脾胃难以利用之水谷转化为糟粕，并正常排泄，一升一降，一出一入，维持人体之吐故纳新。

肺为华盖，与大肠关系密切，《灵枢·经脉》云："肺手太阴之脉，起于中焦，下络大肠，还循胃口。"肺气宣降影响胃肠通降，由于肺主气，肺气下达为大肠传导之动力，得肺气推动、肺津濡润，大肠方可司其传导之职，正如《素灵微蕴》言："肺与大肠表里同气，肺气化精，滋灌大肠，则肠滑便易。"而大肠为腑，以通为用，以降为顺，肠腑通畅，则可保障肺气功能正常，反之则不然。由此可见，肺肠相关内涵颇为丰富，两者经络相互络属，生理相互协调。

二、肺肠同病，上下相传

肺与大肠经络上相互络属，生理上相互关系，病理上亦相互影响。肺、肠之病，上下相传，相互累及，两者之中任何一方受病均可致另一方病变。当肺脏感邪，功能下降，宣发肃降失调，气机升降失司，无力推动大肠运行，津液输布障碍，大肠失于濡养，而致腹部胀满、大便秘结或热结旁流等；而大肠实邪积滞，腑气不通，上逆迫肺，导致金实不鸣，出现咳喘等肺系病证。因此临证须充分考虑两者之间关系，对于疾病诊治具有重要意义。

（一）肺失宣肃，下累肠腑

肺失宣肃，会累及肠腑，当太阳受邪，肺气宣降失司，肺气不降，则无以下助大肠，导致肠腑通降不力，而发为阳明实证。我临证遇很多外感疾病患者会伴有排便不畅，即是此理。此外，我亦发现很多办公室职工因长期工作繁忙，肺气不畅，亦常伴便秘之疾，嘱其每日空闲便吐纳导引，并配合歌唱疗法，多有改善。

《伤寒论》第36条言："太阳与阳明合病，喘而胸满者，不可下，宜麻黄汤主之。"此太阳与阳明合病，以太阳病证为主，而阳明病证尚轻，根据仲景所言"不可下"，推知患者可能有大便不通之表现，然此为表邪侵袭、肺气郁闭、津液不达肠道、里气升降失常所致，主要矛盾在于肺表，故治疗首当发汗解表，恢复肺之宣降，则腑气自通，不可单独攻下，否则有引邪入里之虞。

（二）肠失通降，上犯迫肺

肠失通降，也会上迫于肺，即所谓肠病及肺。如《伤寒论》第208条"短气腹满而喘"、第212条"微喘直视"、第242条"喘冒不能卧"，此喘皆为阳明腑实上扰于肺之表现，方用大承气汤通降腑气，兼治肺病。我临证面对各种肺系疾病时，皆会考虑患者肠腑通降的问题，我曾治一肺炎咳嗽患者，对各种抗生素皆不敏感，然通畅腑气后，一周病情即得控制。此外，中医学讲"肺主皮毛"，就是说皮肤问题与肺密切相关，自然亦须考虑肠腑之通降。对于各种皮肤瘙痒患者，我常嘱其保持大便通畅，则可减轻或延缓病情，否则多发作频繁。如我曾治一荨麻疹患儿，全身出疹，瘙痒难耐，医生给予地塞米松及扑尔敏等药抗过敏，效果不佳，遂寻求中医治疗。我根据患儿体质及大便情况，诊断为阴虚火旺、腑气壅滞证，于是治以滋阴泻火、润肠通腑，确保患儿每日排便 1 ～ 2 次，3 天就获痊愈，至今未复发。

三、肺肠同治，相辅相成

《素问·五常政大论》谓："气反者，病在上，取之下；病在下，取之上。"临证以通腑之法治喘，即是上病治下，而以解表宣肺法通腑气，则是下病治上。此外，仲景在辨治肺肠相关疾病时，亦常两者兼顾，肺肠同治，

伤寒琢

采用肺病治肺病兼治肠，肠病治肠兼治肺或肺肠同病以肺肠同治之思路。

　　首先论肺病治肺病兼治肠。《伤寒论》第18条言："喘家作桂枝汤，加厚朴杏子佳。"此方所治为在太阳中风证的基础上出现肺气宣降失司，故主要以解表治肺为主。此外，肺肠同治思想从方中厚朴、杏仁二药可见一斑，厚朴入大肠经，下气宽中，通降肠腑气机；杏仁止咳润肺，降气平喘，且仁类药多具润肠之效，杏仁便是如此。厚朴与杏仁共用，为降气通便绝佳药对。于是观之，桂枝加厚朴杏子汤不仅治肺，亦通过治肠以治肺，通腑气以降肺气，共奏止咳平喘之功。再如《伤寒论》之麻黄杏仁甘草石膏汤，此方为治肺喘之代表方，方中杏仁、石膏既可治肺，然亦能治肠，杏仁已述。而石膏在我临证运用过程中，体悟其可清热存阴，从而通降腑气，故此二药亦可理解为治肠以治肺。

　　其次论肠病治肠兼治肺。《伤寒论》第247条言："趺阳脉浮而涩，浮则胃气强，涩则小便数，浮涩相搏，大便则硬，其脾为约，麻子仁丸主之。"此阳明腑实证病势较缓，且胃肠津液不足，可以麻子仁丸润肠通便，然方中杏仁可入肺、大肠经，不仅仁药润肠，亦可肃降肺气。肺气降则腑气通，正如《伤寒经解》所言："杏仁以利肺气，肺与大肠为表里，肺气调，则肠润而便行也。"此治肺以治肠之体现。

　　再次论肺肠同病以肺肠同治。《伤寒论》第34条言："太阳病，桂枝证，医反下之，利遂不止，脉促者，表未解也；喘而汗出者，葛根黄连黄芩汤主之。"本证属肺肠同病之协热利，为表里皆热之证。患者表证未解，同时胃肠热邪上犯于肺，肺气失于敛降则"喘而汗出"，仲景采用肺肠同治之法，方中葛根一味升清解表、宣利肺气，亦可治肺以治肠，即薛生白所谓"源清则流自洁"；黄芩、黄连二药，清热燥湿，厚肠止利，降火清金，而下逆气；甘草一味，缓急和中亦可清肺。全方共奏升清解表、清泄里热之功，为肺肠同治之代表方。

结语

　　"肺与大肠相表里"是中医整体观之具体体现。肺与大肠生理上相互关联，共同实现对气机升降、水液代谢、津液输布及水谷传导等调节，同时在疾病发生、发展中亦相互影响，关系到疾病之预后转归。医者临证须把握两者的关系，灵活采用肺病治肠、肠病治肺或肺肠同治之法，效可显增，事半功倍。

第16篇

从麻黄汤证治谈仲景诸方多维临证思路

麻黄汤在《伤寒论》原用于太阳伤寒表实证，是中医辛温发汗代表方，同时具有宣肺平喘之效。然此方临证运用不限于此，亦可治其他因腠理闭阻、经络不通、孔窍闭塞及水气内停等所致的各种杂病，此思想为《伤寒杂病论》诸方多维临证思路之缩影，实践时当须灵活辨治。

一、发汗解表，开腠通闭

麻黄汤是解表发汗之代表方，其中麻黄为本方之关键，早在《神农本草经》就提出可"发表出汗"，后世诸多含麻黄之方皆取其发汗解表之功，治疗太阳伤寒表实证，或其他腠理闭塞不通之疾。为增麻黄发汗之力，常配桂枝、细辛等辛温开腠之药，组方如麻黄汤、麻黄细辛附子汤等。

运用麻黄发汗时，除注意药物配伍外，亦须把握其量效关系，如太阳伤寒表实之麻黄汤、外寒内饮之小青龙汤及寒湿在表之麻黄加术汤等，所用麻黄三两，发汗解表；而"脉浮紧，发热恶寒，身疼痛，不汗出而烦躁者"之大青龙汤，麻黄用至六两，峻汗开腠；若少阴兼表证之麻黄细辛附子汤及麻黄附子甘草汤，则用二两麻黄微发其汗，兼顾少阴阳气。

此外，麻黄汤为峻汗之剂，使用时要兼顾患者体质，并注意禁忌，一般将其概括为咽喉干燥者、淋家、疮家、衄家、亡血家、汗家等麻黄汤九禁。凡阴阳气血亏虚、火旺湿热及风热外感等患者，皆应谨慎，详见本书第17篇。

二、祛风达邪，透皮止痒

外邪阻闭肌表，汗法具有向上、向外之作用趋势，因势利导，使肌表之邪从汗而解,正如《素问·阴阳应象大论》所言:"其有邪者,渍形以为汗,其在皮者,汗而发之。"

诸多皮肤病皆由风、寒、湿、热等邪气搏结于肌肤所致,虽无表证,然其病位在表。腠理不通,皮肤失润,可见皮肤瘙痒,正如《伤寒论》第23条所言:"以其不能得小汗出,身必痒……"张从正言:"风寒暑湿之气,入于皮肤之间而未深,欲速去之,莫如发汗。"故汗法可为皮肤病治疗提供思路。除麻黄汤外,其他一些发汗解表之方有异曲同工之妙,详见本书第20篇。

三、宣肺平喘,旨在配伍

古人甚为重视麻黄,在诸多墓葬品中,除发现珍宝外,亦有麻黄,可见其功效非同一般。麻黄中含麻黄碱,有强烈兴奋的作用,常见于现代感冒药的配方中,甚有不法分子以此制造冰毒,故麻黄除止咳平喘外,亦有一定兴奋作用。

麻黄汤在《伤寒论》中可治太阳伤寒之喘证,方中平喘要药即为麻黄,其除发汗力强外,宣肺平喘之效亦十分显著。我临证所遇咳喘患者,即便有汗出,甚有肺热,仍会加用麻黄,取此药宣肺平喘之功,此麻杏石甘汤之精髓,仲景特意调整麻黄、石膏之比例,其中麻黄剂量为四两,石膏为半斤,以辛凉之石膏来制约麻黄发汗之力,而发挥其宣肺平喘之功效。除配伍石膏外,我亦喜用酸敛阴柔之药,同样具有意义,此仿小建中汤桂枝、芍药配伍之思路,方中以酸敛之芍药制约桂枝发汗之性,而发挥其暖土之功。

此外,相对于《伤寒论》中其他含麻黄之止咳平喘方,麻杏石甘汤中麻黄剂量较重,用至四两,而麻黄汤、小青龙汤皆为三两。且服药方法异于麻黄汤之煮取二升半,温服八合,小青龙汤之煮取三升,温服一升,皆约三分之一量,麻杏石甘汤是煮取二升,温服一升,为二分之一量,如此折算,本方麻黄所用剂量更重,当须注意。

仲景善用麻黄治咳喘,组方除麻黄汤、麻杏甘石汤及小青龙汤外,还有"咳而脉浮者"之厚朴麻黄汤,"咳而上气,喉中水鸡声"之射干麻黄汤等,皆有相似之意,医者临证当把握证候特征,灵活选方。

四、辛温走窜，胜湿除痹

麻黄汤对痹证亦有良效，尤适用于风寒湿痹，麻黄汤为治太阳伤寒之主方，且辛温走窜，胜湿除痹，可用于治疗"身疼腰痛、骨节疼痛"之疾，此为后世以发汗解表之风药祛风湿、止痹痛开辟了先河。

此外，麻黄临证配伍得当，治痹效果事半功倍。麻黄与桂枝配伍，如麻黄汤，可治关节疼痛，取其辛温走窜之性，其中桂枝温通经络作用亦强，临证常用麻黄、桂枝配伍治风寒湿痹；麻黄可配伍乌头，如乌头汤，方中以祛寒逐湿之乌头配通阳行痹之麻黄，可温经散寒、舒筋止痛，其临证止痹之效甚佳；麻黄配白术可祛湿，治"湿家身烦疼"，代表方如麻黄加术汤，而麻黄配薏苡仁亦有此功，所治"病者一身尽疼"，以麻杏薏甘汤治之。

五、辛温开窍，疏通闭塞

取麻黄汤辛温之性，亦可治疗各种寒证所致孔窍不通之疾，如过敏性鼻炎患者鼻窍闭塞不通，所流清涕甚多，治以辛温之品，可宣肺通鼻窍。《伤寒论》第12条"鼻鸣"所用桂枝汤即是此理，此条因患者为太阳中风证，有汗出，故未用麻黄，然若无汗者鼻窍不通，则麻黄尤为合适。此外，苍耳子、辛夷、白芷、细辛等亦可为用，药异理通也。

同理，医者临证所遇寒凝血瘀之脑窍不通患者，亦可考虑运用麻黄汤治疗，其辛温走窜之性可疏通脑窍。我常以此方配伍养血祛瘀之品治疗中风后遗症患者，每多效优，当然对于正虚及肝火严重者须慎用之，以免伤正助火，加重病情。

六、可开鬼门，亦洁净府

麻黄汤发汗宣肺，亦可治水肿证，尤其是风水。患者突然水肿，类似于西医学的急性肾小球肾炎或慢性肾病急性发作期，此时可用麻黄发汗祛水湿、宣肺利膀胱，以消水肿，即《素问·汤液醪醴论》所谓："开鬼门，洁净府。"

医者临证所遇水肿可用提壶揭盖之法，肺通调水道，用麻黄汤发汗宣肺，开提肺之华盖，予水邪以出路。此外，麻黄组方治水肿亦可见于"风水，恶风，一身悉肿"之越婢汤，"病溢饮者，当发其汗"之大青龙汤或小青龙汤，"里水，一身面目黄肿，其脉沉，小便不利"之甘草麻黄汤，等等。其治疗全身性浮肿，多取较大剂量麻黄发汗、利水，急则治其标。

此外，麻黄之方除内服外，亦可外用。如传统药浴疗法，取其发汗开腠之功效，亦能开鬼门、洁净府。我临证曾对慢性肾脏病患者运用此法，发现对肾功能有一定改善，后细分析，药浴发汗后一则皮肤直接排毒；二则宣肺利水，邪从尿出；三则温阳活血，疏通经络，改善血液循环；四则促进胃肠蠕动，排泄大便亦可使邪有出路。

结语

麻黄汤及其类方临床应用范围广泛，除治太阳伤寒表实证外，亦可宣肺平喘，加减治疗各种原因导致的肺气被郁、宣降失司之咳喘证。此外，本方所治不限于此，以其开腠发汗，可治风疹、瘙痒等；还可以其辛温走窜之性，治风湿痹痛、鼻窍不通等；亦可用其宣肺散水之功，治水肿、遗尿、尿频等。我将麻黄汤主要功效简单归纳为"表、痒、喘、痹、窍、肿"六字，即解表邪、止皮痒、平咳喘、通痹阻、开诸窍、消水肿，当然须辨证而治，且此方临证一般用于体格较为壮实之人，当中病即止。由此强调，仲景诸方虽有适用之基本条文，然仅为其运用思路之一，临证实践时当依据理法灵活辨之，凡符合该方证治法则，皆可考虑尝试，此即为仲景诸方多维临证思路之体现。

第17篇

论麻黄汤九禁思想

《伤寒论》麻黄汤辛温宣肺，开腠发汗，因汗为阴精所化，阴又载阳，故汗法易损阴伤阳，为此仲景列出 9 条麻黄汤禁忌，以示临证汗法须注意事项，简称麻黄汤九禁。此思想实际为仲景治疗太阳伤寒证时对人体阴液、阳气之顾护，亦是全书护正思想缩影。临证时无论是处方用药、针刺腧穴、药后调护等，医者皆应遵从"正气存内，邪不可干"之理念，注意顾护人体正气，权衡扶正与祛邪之法度。

一、口干禁汗，耗伤津液

《伤寒论》第 83 条言："咽喉干燥者，不可发汗。"其中，引起咽喉干燥原因诸多，大致与肺、胃、肾三者关系密切。

中医古籍常咽与喉并称，然亦稍有差异，如《重楼玉钥·喉科总论》言："喉者空虚，主气息出入呼吸，为肺之系，乃肺气之通道也。"又言："咽者咽也，主通利水谷，为胃主系，乃胃气之通道也。"故咽喉干燥可与肺、胃相关。此外，足少阴肾经，循喉咙，夹舌本，故咽喉干燥亦可责之于肾。由此可见，不论肺、胃、肾何者阴液损伤，皆可引起咽喉干燥，此时若使用汗法，必然耗夺上、中、下三焦之阴液，使病情更加危急。

我临证面对阴液不足之外感风寒者，急需养阴，然恐敛邪，故权衡养阴与敛邪之利弊后，运用平补养阴之法，如沙参、麦冬、玄参、石斛、玉竹、天花粉等，扶正以祛邪，不可峻汗。当然，有时患者阴伤较甚，平补之品药力不及，则用滋阴解表之法，于辛散之中佐以滋阴之品，常以适量麻黄、桂枝配地黄、当归，甚至阿胶等，一则发汗解表，二则急补阴血，三则辛散宣通，可防补药滋腻所致闭门留寇。此外，医者当密切观察患者的病情，及时做出药味调整，切不可单用辛温解表之剂，以防散伤阴液，引起伤津化热之变。此扶正解表法对后述虚证之禁皆有一定参考借鉴价值，仅在此论，不再赘述，是为仿仲景"如桂枝汤将息"之意也。

二、淋家禁汗，湿热阴伤

《伤寒论》第 84 条言："淋家，不可发汗，发汗必便血。"淋家是指患小便淋沥、尿道疼痛的淋证日久者，多与慢性尿路感染、尿路结石及男性前列腺炎等疾病相关，其基本病机为湿热蕴结下焦，肾与膀胱气化不利，久之灼津炼液，损伤人体阴液。有医者见湿热即用清热燥湿之法，却忽略阴伤之本，短期或许有效，然长期必然愈伤真阴，疾病缠绵难愈。

我临证遇到反复发作之尿路感染患者，除运用清热利湿之法外，亦会配伍滋阴养血之品，代表方为猪苓汤，取猪苓、茯苓、泽泻淡渗，滑石利尿通淋，阿胶育阴养血，清热利湿而不伤阴。面对湿热阴伤之淋家复感外邪，应当谨慎运用麻黄汤一类发汗之剂，一则助热，二则伤阴，甚有汗出便血之虞。

三、疮家禁汗，汗伤阴血

《伤寒论》第 85 条言："疮家，虽身疼痛，不可发汗，汗出则痉。"疮家指久患疮疡之人，疮疡反复发作，必会损伤营血，因汗血同源，若此时使用汗法，则本就不足之营血愈加亏虚，而使筋脉失于肝血濡养而痉挛。

我临证治系统性红斑狼疮，伴有面部蝶形红斑患者，类似于疮家，此类患者体质阴虚火旺者居多，若不慎外感表邪，当谨慎运用麻黄汤，防其汗出阴伤，营血亏耗，阴虚火旺更甚。

四、衄家禁汗，汗损营阴

《伤寒论》第 86 所言："衄家，不可发汗，汗出必额上陷，脉急紧，直视不能眴，不得眠。"衄家频频出血，营血素亏，如鼻衄患者由于长期间断性出血，其肝肾精血严重耗损，虚火上炎，心神失养，而出现额上陷脉急紧，直视不能眴，不得眠。

我临证遇到部分常流鼻血患者，详细检查发现骨髓象改变、凝血功能障碍等异常，西医诊断为血液系统疾病，中医辨析为营血不足，若此类患者新感外邪，使用辛温解表之麻黄汤发汗，有伤正助热之弊，临证务必谨慎。我曾遇一多发性骨髓瘤老妇，平素常流鼻血，常年劳累，不慎外感，高热不退，入院治疗，西医给予布洛芬治疗，大汗淋漓，热虽有退，然病情愈发严重，遂寻求中医治疗。患者虽余邪未清，然不可再发汗，给予气血阴阳并补之炙甘草汤，病情很快得以控制。

五、亡血禁汗，汗亏气血

《伤寒论》第87条言："亡血家，不可发汗，发汗则寒栗而振。""亡血家"是指经常出血或出血量较大的一类人，如外伤大出血患者、月经量多之女子、分娩时大量出血或剖宫产之产妇，以及患其他慢性失血证之人等，皆气血亏耗严重。此类患者即使所遇外感，不可贸然运用麻黄汤发汗解表，否则气血更虚，正如《素问·营卫生会》所谓："夺汗者无血。"此外，血虚阳气无所依，峻汗亦会耗散阳气，故寒栗而振。

以气血亏耗之产妇为例，屋漏偏逢连夜雨，患者又不慎感受外邪，出现恶寒发热、头身疼痛、无汗之太阳伤寒证，此虽为麻黄汤适应证，然定不可用之。此外，医者亦不可用其他解热退烧之西药，如布洛芬等，不管口服或肛门栓剂，皆可导致患者大汗淋漓，虽高热可退，然此类血虚产妇不可用之，否则将有亡血之弊，亦可落下诸多月子病。

六、汗家禁汗，汗虚阴阳

《伤寒论》第88条言："汗家重发汗，必恍惚心乱，小便已，阴疼，与禹余粮丸。"易汗出者素体阴精亏损，气随津脱，阳气亦常不足。汗家外感新邪时，贸然使用麻黄汤等发汗易致气阴更伤，病情加重。大量汗出，阴阳皆散于外，而虚于内，因汗为心之液，夺汗亡血，血不养心而心神浮越，阴阳俱虚，无以温养而阴中滞涩。为此，仲景予禹余粮丸治之，详见本书第18篇。

我临证遇一长期盗汗男子，消瘦乏力，腰膝酸软，尿频尤以饮水后为甚，因长途跑车劳累，遂泡桑拿欲缓解疲劳，然汗蒸太过，几乎晕厥，幸有旁人发现移至休息室，逐渐清醒。后寻我调治，嘱其不可过汗，汗伤阴阳，常须识此。

此外，近年来猝死事件频发，发病群体亦逐渐年轻化，此可能与其运动过量、汗出过多、损耗心血，甚则与阴阳两伤有关。我临证所遇不少青年运动员，平素锻炼，汗多伤阴，成绩遇瓶颈，寻求中医调理，嘱其汗出有度，并给予益气养阴之品，多有疗效。

七、胃寒禁汗，汗伤中阳

《伤寒论》第89条言："病人有寒，复发汗，胃中冷，必吐蛔。"中阳不足，脾胃虚寒，复感外邪，当温中解表，助正达邪，不可用麻黄汤等辛温发汗。否则，汗出易耗液伤阳，使中焦阳气更虚，胃中冷，胃寒气逆，蛔虫不适扰动，故有"胃中冷，必吐蛔"之说。

我临证所遇此类疾病可予以乌梅丸治疗，方中不仅有温阳之附子、干姜、桂枝等，亦有解表之桂枝、细辛、蜀椒等，温阳解表，相得益彰，后世《医宗金鉴》仿此理，以理中汤送服乌梅丸治之，乃仲景思路之衍生也。我曾治一胃阳素虚患者，其不慎外感，自行服用峻汗解表之麻桂冲剂后胃痛甚剧，遂让其改服生姜红糖水，姜水同服，立竿见影。

八、火衰禁汗，汗亡元阳

《伤寒论》第49条言："脉浮数者，法当汗出而愈。若下之，身重心悸者，不可发汗，当自汗出乃解。所以然者，尺中脉微，此里虚，须表里实，津液自和，便自汗出愈。"尺部候肾与命门，尺中脉微是肾元不足、命门火衰之表现，命门之火又是心火之根，故肾阳不足则心阳自衰，出现心悸。对于命门火衰不慎外感患者，亦应谨慎运用汗法，正如《伤寒论》第286条所谓："少阴病，脉微，不可发汗，亡阳故也。"因麻黄汤等发汗伤阳，若阳虚者用之，势必导致阳亡而竭。当补虚扶正，使气血充沛，营卫畅运，津液自和，表里正气充实，便自汗出而解。

我临证遇一命门火衰老年妇人，夜尿频繁，自觉体质较差，故每日跳广场舞，大汗淋漓方可尽兴，然一段时间后夜尿更多，遂嘱其运动适量，并服桂附地黄丸合缩泉丸温肾固尿，渐有改善。

当然，若太阳病与少阴病皆不甚时，亦可太少同治，如少阴病篇之麻黄细辛附子汤及麻黄附子甘草汤，方中解表配合温阳，一方面可补益阳气，另一方面亦可防止麻黄发汗伤阳。

九、血少禁汗，汗竭营血

《伤寒论》第50条言："脉浮紧者，法当身疼痛，宜以汗解之。假令尺中迟者，不可发汗。何以知之然？以荣气不足，血少故也。"由此可见，太阳伤寒证，脉浮而紧为运用汗法之重要指征，然有些患者却尺部脉迟弱，即便有表证，亦为里虚兼表。此类患者荣气本虚，阴液不足，因汗血同源，且血出少阴之经，若强发少阴汗，则不仅荣血更虚，下焦元气亦会受此影响，甚至出现阴阳两亡之变，故禁用汗法。

我临证曾遇一减肥节食患者，长期营养不良，气血不足，脸色偏黄，眼睑苍白，指甲无华，某夜不慎感风寒，恶寒发热，头身疼痛，舌淡苔白，脉不浮反沉迟，此典型血虚外感之证。前医以麻黄汤治之，刚服随即恶心呕吐，面色苍白，我建议先养气血，有医者逐提出质疑，恐闭门留寇，然患者坚持服药几剂，气血恢复，表证自除。

结语

麻黄汤九禁不仅为麻黄汤发汗之禁忌证，亦是汗法运用之准绳，可提高临证疗效，减少不良反应。9条文主要围绕发汗祛邪与顾护正气之关系，提出气血阴阳不足者当谨慎运用汗法，即便其有外感风寒之证，亦须注意。此外，若患者为阳热、湿热体质伴外感之证，抑或外感风热证，则更不可用麻黄汤发汗解表，否则助火伤阴，阳盛则毙。

第18篇

千古谜方禹余粮丸窥探

《伤寒论》第88条言："汗家重发汗，必恍惚心乱，小便已，阴疼，与禹余粮丸。"此条旨在以汗家为例，示阳气虚弱者禁汗，然文中却留下了千古谜方禹余粮丸，历代医家对此争议颇多，从此方存在与否，到推敲具体药味及功效，甚至揣测仲景用药思路，另辟新方等，可谓百家争鸣。为此，本章对禹余粮丸进行探讨，以期为揭开此千古谜方之面纱抛砖引玉。

一、揣机明理，推知证治

历代医家从原文入手，解释其可能之病机，尤其对"恍惚心乱，小便已阴疼"观点不一，截选述之。有强调阴血亏虚者，如《医宗金鉴》曰："心主血，汗乃心之液，重发其汗，血液大伤，心失所恃，故神情恍惚，心志不宁也。液竭于下，宗筋失养，故小便已阴茎疼也。"亦有医者认为阳虚者，如陈亦人认为"汗家，卫阳素来不固的人，重发汗则心肾两阳皆虚。心阳虚则恍惚心乱，心神动荡不能自持，神虚意乱不能自主。肾阳虚则虚阳上越，下焦无阳，气弱不利，茎中涩痛，即为小便已阴疼"。此外，还有理解成阴阳两虚者，如李培生认为"平素容易汗出之人，多为阳气虚弱，卫外不固，阴液易泄。再发汗，不独阳损亦必阴伤，以致阴阳两虚"。

关于禹余粮丸治则，有主张滋阴为主，有主张温阳为主，亦有主张阴阳同补，而关于其具体药味，亦存在诸多争议，究竟谁是谁非，很难得出结论。然不论如何，总有禹余粮之存在，且当为君药，可根据此药性味功效，以药测证，推知该方大概主治，虽不甚严谨，然却为目前无法之法。

禹余粮首载于《神农本草经》，所治甚多，李时珍亦谓之："禹余粮手足阳明血分重剂也，其性涩，故主下焦前后诸病。"可谓要言不烦。此收涩之用当为禹余粮丸治病要点，结合《伤寒论》第88条，我认为此方主要证治有二：一则可治中虚不固，下焦滑脱不禁之下利；二则由于禹余粮质重而涩，既能镇摄浮越之阳气，又能固摄外泄之阴津，故推知本方亦治自汗。

二、方药散佚，争议颇多

禹余粮丸方可能从王叔和开始即已散佚，其《脉经》卷七第1条云："可与禹余粮丸。"然并未载方药；赵开美版《伤寒论》为目前通用版本，其同样只列禹余粮丸方名，而无具体药味及功效，注云"方本阙"；宋臣校《金匮玉函经》卷七所附诸方中，此方也是有名无实，仅云"阙"；日本康平本、成无己注本，皆有此条，亦皆云"阙"。从以上历代传本遗阙情况，足以说明此方已缺失久矣。

此外，禹余粮丸方药组成不定，历代医家意见不一，通过大量文献研究，我认为大致有以下三种观点。

其一，历来有不少医家认为此属传抄失误，实则并无此方。第88条是麻黄汤禁例，类似于疮家、淋家等禁汗，主要警示运用汗法时九种注意事项，即麻黄汤九禁，其余各条皆无后缀方药，故此条显得尤为突兀。如《医宗金鉴·订正伤寒论注》言："禹余粮丸为涩痢之药，与此证不合。与禹余粮丸五字，衍文也。"黎庇留推崇此论，认为其甚有见地。胡希恕、刘绍武则直接认为"小便已，阴疼，与禹余粮丸"为错简，本方不存在。

其二，有些医家保持客观态度，不否认该方存在，然却并无深究。如日本汉方学者汤本求真在《皇汉医学》中注释该条："阴，谓阴部。小便已而疼者，则适当尿道口也。禹余粮丸方，后世不传。"

其三，多数医家认为确有禹余粮丸，然此方已阙久矣，留给后世无限想象空间。诸多著作如《备急千金要方》《太平圣惠方》《圣济总录》《太平惠民和剂局方》《三因极一病证方论》《医方类聚》《绛雪园古方选注》《临证指南医案》等皆有记载禹余粮丸。由此可见，组方虽缺，思路万千。

三、补阙思方，笃机医法

历代医家对仲景医法之揣度及效仿从未停止，其或辨机补方，或据经补阙，各种不同功效之"禹余粮丸"横空出世，使本方热度不衰。然个人以为，《白云阁藏本伤寒杂病论》(《桂林古本伤寒杂病论》)中所载禹余粮丸方十分符合仲景理法方药思路，其虽尚未完全为目前学术界所公认，然甚为有理。

此禹余粮丸方中以禹余粮四两收敛固涩，对于汗多急需止汗者尤为适宜；患者大量出汗导致气阴两伤，阳易复、阴难生，仲景往往先扶其阳，该方采用附子两枚，干姜三两，大剂量温阳药扶阳以固阴，符合仲景用药思路；因汗为心之液，大量出汗导致心神恍惚，该方加入人参三两、茯苓三两、五味子三合，养心安神，契合病机；患者大量汗出后又有小便，以致阴液更加损伤，出现阴茎失于濡养，不荣则痛，方中用五味子濡养肝经，更用人参养阴、止痛，此与《伤寒论》桂枝加芍药生姜各一两人参三两新加汤、附子汤中取人参止痛思路不谋而合；此外，阳气随津液而脱，阳虚寒凝则气血不调，亦会加重疼痛，方中附子、干姜配伍人参，温阳补气相合，止痛之功甚效。故我认为此版本《伤寒论》亦有可取之处。

当然，此禹余粮丸所治不止于汗证，亦可收敛固涩，治其他疾病。我临证曾用该方治一遗精患者，由于长期遗精导致阳虚，就诊时面色苍白，冷汗淋漓，自诉腰膝酸冷，穿衣甚多。我参考上述白云阁藏本禹余粮丸方，认为该方具温阳、养心、收敛固涩之功，切合此患者病机，故用之一段时间，遗精症状明显改善。此外，对于长期月经过多、心神恍惚的女性患者，亦可考虑用该方进行调治，然前提当辨证为阴阳两虚之证，尤以阳虚为甚。

结语

历代医家对禹余粮丸方争议虽多，然却大多有一定道理，其从临证实际出发，探析组方思路，对提高疗效甚有帮助。学仲景者应笃其理法，依法而治，即便方药有所差异，然并不影响其证治主线，活学活用，方是仲景之本意也。此外，个人觉得《白云阁藏本伤寒杂病论》（《桂林古本伤寒杂病论》）中所载禹余粮丸方最符合仲景组方用药习惯，然仅为一家之言，望共同探讨。

第19篇

从大青龙汤服药禁忌看疾病谱变迁

东汉末年，气候寒冷，百姓衣食贫乏，不仅患者自身体质多阳气不足，所患疾病亦寒证居多，故仲景在运用峻汗之大青龙汤时，特别强调阳气不足者须谨慎，以免汗伤正气而有亡阳之弊。盖每个时代皆有其特定疾病的特征，不同年代有着不同自然气候、生存环境、餐饮习惯、情志变化等，从而导致各个时代疾病谱亦存在差异。

一、肾阳不足，命门火衰

大青龙汤为发汗峻剂，其中所用麻黄六两，倍于麻黄汤。此方为《伤寒论》中麻黄剂量最重之方，发汗力甚强，但发汗太过会损伤人体阳气，亦会耗散阴液，故《伤寒论》第38、第39条分别提出："若脉微弱，汗出恶风者，不可服之。""伤寒脉浮缓，身不疼，但重，乍有轻时，无少阴证者，大青龙汤发之。"此提示若患者正气不足，尤其是阳气不足时须谨慎使用大青龙汤；反之，如仲景所言："服之则厥逆，筋惕肉瞤，此为逆也。"此本为里虚之证，若服用大青龙汤，则会峻汗耗伤阳气，甚有汗多亡阳之弊。

为何仲景如此警示？因为张仲景所处东汉末年，气候异常寒冷；加之天灾连年，战乱频繁，所谓大灾之后必有大疫，大兵之后必有大疫，瘟疫流行导致人民生活水平低下，困苦不堪，百姓食不果腹，衣不蔽体。此时代之人平素体质多阳气不足，所患疾病亦寒证居多，临证治疗尤其用汗、吐、下或利小便等祛邪之法时，极易损伤阳气，故仲景用药特别谨慎，正如本方条文中所强调"无少阴证者"，即排除阳气不足患者，方可使用大青龙汤治疗，由此可看出仲景时代疾病谱的特征。

二、阳常有余，阴常不足

朱丹溪曾提出"阳常有余，阴常不足"，此时患者多肝肾阴血不足，阴液亏耗，相火偏旺，此其时代之疾病谱特征，多采取滋阴降火治疗，原因如下。

其一，朱丹溪是理学大家朱熹四传弟子许谦的学生，其医学思维深受理学思想影响，主张天人相应，认为天地间是"阳常盈，阴常亏"，人体亦如此。此思想被收录在《格致余论》中，成为丹溪学说核心理论。

其二，朱丹溪所处年代，气候逐渐温暖；此时统治阶级荒淫无道，饮酒食肉，纵欲无度，造成身体衰败，朱丹溪与之接触较多，正如其所言："近年以来，五十岁以下之人，多是怯弱者，况嗜欲纵恐，十倍于前。"此类患者阴虚火旺者居多，为其相火论提供临证实践基础。此外，由于当时医者喜用温补、滋补之药，常助热、助湿，亦会进一步耗伤阴液。

其三，隋唐以后至宋代对外交流频繁，药物进口增多，其中以香料药居于首位，如沉香、丁香、豆蔻等，故香料药在宋代方剂中普遍出现，如丁沉香丸、五香散等，此类方剂在药证相合情况下，效如桴鼓，然若不分阴阳寒热，一概嘱之"多服、久服"，日久则有伤阴耗气之弊。滥用香料药情况一直延至金元时期，朱丹溪在《局方发挥》中有所警示，并以此进一步阐述其"阳有余阴不足"理论。

三、过食肥甘，痰瘀热结

仲景时代将好食懒做、养尊处优之人称为"尊荣人"，此类人"骨弱肌肤盛，重因疲劳汗出，卧不时动摇，加被微风"，遂得血痹。虽在东汉末年，此类体质患者并非大多数，然仲景亦有所记载。

追至现代，由于生活条件改善，很多人处于营养过剩状态，偏嗜辛辣刺激，好食肥甘厚味，摄入之食易生痰、生湿，遂至脾失运化，久之气机不畅，痰瘀热互结，"三高"人群较多。

我临证常识此理，嘱咐患者平素加强运动，改变饮食方式，以二陈汤、小陷胸汤等化痰热，联合运用祛瘀泄热之法，除选择三承气汤、桃核承气汤外，亦灵活配用其他活血化瘀之药，如丹参、红花、鬼箭羽、川芎、三七等。

四、肝郁气滞，枢机不利

此外，当代亦有很多人因压力过大，导致肝郁气滞、少阳枢机不利的患者，故我临证常喜用柴胡剂，而小柴胡汤为和解少阳之始方，在此基础上可随证化裁，衍生出很多新方，当然有时以茵陈、川楝子、木香等代之，亦有疗效。

无论是和解少阳之小柴胡汤、和而解表之柴胡桂枝汤、和而温化水饮之柴胡桂枝干姜汤、和而泄热镇惊之柴胡加龙骨牡蛎汤，还是和而攻下之柴胡加芒硝汤及大柴胡汤，临证应用皆甚为广泛。

柴胡剂符合我们这个时代的疾病谱，当然患者若既有气滞，又有血瘀，我亦会采用柴胡疏肝散、血府逐瘀汤等理气活血并治。此外，疏肝理气之柴胡等药久用易伤阴血，故临证可配合滋阴生津之品，如白芍、乌梅及鳖甲等，理气而不伤阴。

五、审证求因，辨证论治

疾病谱反映一个时代比较常见的疾病，然不能一概而论，如仲景年代，虽很多患者气血不足，寒证居多，然亦有对尊荣人之记载；虽所载外感风寒者居多，然亦有对太阳温病之描述。随着时代变迁，自然气候、人之体质、饮食习惯等改变，疾病谱亦随之变化，至明清时代，风热、温热、湿热类疾病增多，温病学派应运而生，然并不意味着麻黄、桂枝则无用武之地，如缪希雍就常联合辛温、辛凉之药，并用解表。而当代人常有肥甘厚味饮食习惯，痰热、湿热体质者居多，然亦有因节食、素食及各种疾病所致的气血不足、脾肾阳虚等证患者，故临证选方用药应审证求因，辨证论治，切不可一概而论，局限思维，不知变通。

结语

研究时代疾病谱，对于人类社会发展尤为重要，通过此研究，可更为合理分配社会医疗资源，并对判断疾病转归、预后具有前瞻性作用。从《伤寒论》可看出，仲景所生活之东汉末年，其时代疾病谱以寒证居多，然随着时代变迁，各年代疾病谱亦有所不同，故我们读仲景之书，不可墨守成规、落入窠臼，当有所思、灵活变通。

第20篇

《伤寒论》汗法治皮痒思路探析

腠理闭阻病机多样，为皮肤瘙痒主要原因之一，如《伤寒论》第23条所言："以其不能得小汗出，身必痒。"此外，由于津液不能布达，皮肤失于濡润，亦会因燥而痒。书中涉及身痒两处，分别是风寒微邪郁表，不得小汗透达所致之身痒；以及久病耗伤阴血，不能作汗而身痒，为血虚生风，《伤寒论》第196条言："其身如虫行皮中状者，此以久虚故也。"风寒微邪可闭阻腠理，导致汗少肤燥而痒，然阴血不足，化汗无源，亦可引起皮肤干燥，两者皆可采取小汗治疗，一则汗出开腠，二则滋润顾正。

一、汗之溯源，法于阴阳

腠理闭塞之身痒患者，汗出受阻，而致皮肤瘙痒，尤至秋冬之季，皮肤干燥尤甚，故瘙痒程度亦重，甚至抓之起皮屑，严重者挠破皮肤。无汗之因大致有二，一方面诸邪导致患者腠理闭塞不通；另一方面素体气血不足，汗源生化匮乏，病程迁延，日久阴阳不和，气血不畅。

张锡纯有言："人身之有汗，如天地之有雨，天地阴阳和而后雨，人身亦阴阳和而后汗。"汗出，溯其根源在于阴阳调和。汗法为"八法"之一，通过发汗开泄腠理，调和营卫，从而驱散邪气外出、阴阳调和，而阴阳调和亦可汗出通畅，相辅相成，正如《广温疫论》所谓汗法："不专在乎升表，而在乎通其郁闭，和其阴阳。"

汗法运用广泛，《素问·热论》中已有"三阳经络，皆受其病，而未入于藏者，故可汗而已"的记载。仲景汗法，不局限于表证，在临证杂病中亦有应用，如皮痒治疗，汗法快捷，起效迅速，《黄帝内经》有言："诸痛痒疮，皆属于心。"汗为心之液，故汗法可治痒。

此外，《诸病源候论》云："风入腠理，与气血相搏，而俱往来在皮肤之间，邪气微不能冲击为痛，故但痒也。"痒为痛之初，痛为痒之渐，邪气轻微阻络，引起身痒，而非身痛，说明阴阳之气有所失调，然相对较轻，病位亦表浅。发汗之药辛温走窜，调和营卫，疏通阴阳，亦具有一定活血通络之功，对邪气入络引起经脉闭阻有效，此单纯活血化瘀之药不可比拟。

二、玄府郁闭，瘙痒首因

"玄府"本意为汗孔，刘河间在《素问玄机原病式》中提出："玄府闭密，气液血脉荣卫精神不能升降出入。"此即"玄府气液"学说。此学说拓展了"玄府"之意，认为玄府不单指汗孔，也可为全身微观孔窍，是气机升降出入之门路。故现代医者多将"玄府"作为气液血脉神机运转之道路，玄府通利，则机能如常。

临证各类瘙痒表现之皮肤病，如牛皮癣、过敏性皮炎、荨麻疹等，其病位皆与玄府有关，虽其背后可能存在各种虚实寒热的具体病因，然玄府郁闭为其共同病机。此外，由于玄府郁滞闭塞，气血津液输布失常，造成气滞、水停、血瘀郁结肌表，化生痰、热、湿、毒、瘀等病理产物，积聚体内而不消散，久之亦有阴血暗耗之患，这些因素进一步引起汗出不畅，此恶性循环不断加重患者皮肤瘙痒。

三、小汗止痒，邪祛正留

《伤寒论》中发汗之方众多，"汗法"有缓峻之分，其中麻黄汤、大青龙汤为公认峻汗之剂，而小汗三方桂枝麻黄各半汤、桂枝二麻黄一汤、桂枝二越婢一汤则为缓剂。临证汗法治痒不管选用何方，皆当谨遵仲景提出之得汗尺度，即"小汗""漐漐汗出""微微汗出""遍身微似有汗者益佳，不可令如水流漓"，此因邪气初袭在表而身痒。若用峻汗之剂，发汗过度，真气疏泄太猛，易伤阴耗气，血液空虚，无力御邪，反而邪留不祛，即使皮肤瘙痒暂得缓解，然久而久之，必然加剧，甚会变生他病。

若皮痒患者玄府闭阻较甚，可运用峻汗之剂，先开腠理，然须注意汗出程度，把握尺度，微汗为佳；反之，闭阻不甚，则可选用小汗三方，其融汇麻黄汤、桂枝汤等发汗之法，刚柔相济，且减少各方剂量，发汗轻微，以达调营卫、祛微邪之效。陈亦人教授所著《伤寒论释义》认为桂枝麻黄各半汤中"桂枝汤调和营卫，所以为汗液之地；麻黄汤疏达皮毛，所以为汗液之用，且芍药、草、枣之酸收甘缓，配生姜、麻、桂之辛甘发散，有刚柔并济，从容不迫之妙，所以能收到小汗邪解的效果，却无过汗伤正的流弊"。刘渡舟教授亦指出："三方为发小汗之方，在用量上，一定要注意小而轻，不可失仲景的原意。"

四、内治外治，滋润祛风

很多皮肤病患者皆有热毒在表之机，医家多用清热解毒之剂，然《广温疫论》言："不能纯用寒凉于将发之际，恐闭遏而毒不得发，故必兼疏散为要。"若一味祛热毒实邪，过用寒凉，恐邪热冰伏内陷生变，甚至加重病情。

早在《素问》就载有："其在皮者，汗而发之。""汗法"可开通玄府，使表邪得解，故医家在祛热毒之邪时，亦应畅通玄府，配合"汗法"宣散通利，利用药物辛温走窜之性，使肌表之邪从汗而解。

而对于皮肤干燥引起之瘙痒证，除小汗三方外，我亦常用葛根汤治疗，同时佐以凡士林外涂保湿，内外合治，作用更显。凡士林为现在不少外用膏药的常用组成，其外用滋润皮肤与解表药发汗滋润皮肤实有异曲同工之妙。临证有时在凡士林中加入些许解表中药，打成粉末混入其中，涂于肌表，共奏发汗，效果更好。

除汗法治痒外，《医宗必读》载有："治风先治血，血行风自灭。"治疗思路多从血、从风等角度论治。我临证常遇到不少女性不喜食肉，多喜清淡，甚至节食，久之则气血不足，血虚生风，皮肤瘙痒。此外，气血不足化汗无源，则皮肤干燥，患者月经之后皮肤瘙痒尤甚，我常推荐其适当改变饮食习惯，并给予养血祛风方药，如四物汤、炙甘草汤、三甲复脉汤等，然仍始终配合小汗及保湿润肤之法。

结语

皮肤瘙痒多因邪气郁遏在里，玄府郁闭，汗液无法外溢滋润肌肤，导致皮肤干燥瘙痒，又因"汗血同源"，故人体气血不足，则汗液化生减少，亦会引起肤燥生痒，故治疗时可开腠止痒与养血祛风并行。此外，发汗力度亦需把握得当，当以小汗为佳，使邪祛而正安，此思路在临证治疗各种皮肤瘙痒疾病时皆可尝试用之。

第21篇

论人参止痛之功

《伤寒杂病论》中载人参方诸多，大多为津伤气耗、脾虚失运证等，以人参养阴生津、益气健脾。此外，《神农本草经》言此药亦可安神、益智、轻身、延年。然通过我们对《伤寒论》的研究发现，仲景在桂枝加芍药生姜各一两人参三两新加汤（桂枝新加汤）、附子汤等多方预示加此药可缓解疼痛。遗憾的是，人参止痛之功鲜为后世医家所提及，故在此抛砖引玉。

一、新加汤法，不荣则痛

《伤寒论》桂枝新加汤为益气养阴、缓急止痛代表方，"发汗后，身疼痛，脉沉迟者，桂枝加芍药生姜各一两人参三两新加汤主之"。此方针对汗出太过，气阴两伤，不荣则痛，加芍药一两，与原先剂量相合共成四两。芍药甘草汤为止痛代表方，能走肝经，柔肝养血，舒筋缓急，治疗气血不足、肌肉筋脉失于濡养所引起之肢体疼痛、倦怠、懒动、肌肉无力等。故加芍药可理解，然再加人参三两，此为何机？盖人参亦可止痛。

我临证遇一些产妇，分娩后气血不足，又遇风寒，周身关节肌肉酸痛，运动不灵活，然脉非浮而沉迟，遂以此方治之，很快痊愈。我又遇一些气血不足、宫寒痛经的女性，每次经行或经后都有腹痛，对于此类患者，建议服用人参或者西洋参，若条件允许，亦可使用偏于温热之红参或东北参，因其药性偏热，故补益的同时亦可温经止痛，对此类痛经更为合适，当然仍需控制剂量且密切观察，防止虚不受补、血虚阳浮之变。

二、附子汤法，祛寒湿痛

附子汤为《伤寒论》少阴病代表方之一，以真武汤去生姜、倍附子、白术，加人参而成，所治与真武汤之阳虚水泛不同，此患者为阳虚寒湿痹阻经络关节所致之疼痛，故当运脾除湿、温阳止痛，尤其是止痛，非附子、人参不能胜任也。附子治风湿痹证，仲景多有记载，除附子汤外，风湿三方（桂枝附子汤、白术附子汤、甘草附子汤）皆重用附子，须识人参亦为止痛良药。

我临证常嘱风湿病患者长期服用人参或西洋参，可缓解疼痛。西医学认为，此类药物可调节人体免疫力，对各种自身免疫系统疾病有防治之功。曾有患者登门就诊，其患类风湿关节炎已有数年，此前亦服用诸多中西医药物，然病情未见好转。就诊之时，我建议他常服西洋参，未曾料其坚持服用数月余，风湿痹痛明显好转，晨僵疼痛亦有所缓解，后偶遇之，诉已基本无疼痛之感，至今仍坚持服用西洋参。

附子汤用人参，即是考虑人参疗寒湿痹痛之功，与附子相伍，温阳止痛之力倍增。此思路在《白云阁藏本伤寒杂病论》《桂林古本伤寒杂病论》禹余粮丸方药组成中亦有所体现，此书虽未完全被目前《伤寒论》研究主流所认同，然其对禹余粮丸方药之描述甚为有理。患者大量出汗后，阴阳两伤，"小便已阴疼"，以人参与附子配伍，温阳止痛，此当为仲景之法，我临证亦常以此思路治病，效如桴鼓。

三、理中丸法，温腹止痛

《伤寒论》在霍乱病篇第 386 条理中丸方后加减中，提出："腹中痛者，加人参，足前成四两半。"人参健脾，亦可相伍干姜等温腹止痛，此同样为人参止痛之实例。对于理中丸，仲景虽未明确提出该方可止痛，然根据其药物组成及功效，我们可推知一二。理中丸为治脾虚寒湿证之代表方，寒湿内停，腹痛之症必时有发生，临证以姜可治，如我们生活经验因不慎饮冷水，导致寒湿腹痛下利，生姜汤为治此良药，干姜亦是如此，两者虽有走守之异，然散寒湿、止腹痛之功相似。仲景指出若腹痛加重，则可加大人参剂量，以更好配合干姜温阳止痛，推知理中丸之温腹止痛不仅功归于干姜，亦与人参密切相关。

此外，厥阴病篇乌梅丸所治蛔厥证，蛔虫扰动，伴有腹痛，或寒热错杂之久利，以方测证，仲景以附子、干姜、桂枝、细辛、蜀椒等温散寒湿，患者当有脾肠有寒之机，同样可导致腹痛。须注意，仲景除用上述温阳药外，亦用了人参止痛，此思路与理中丸异曲同工。

结语

临证疼痛屡见不鲜，目前治疗仍为难题，从仲景学说中汲取治痛之法意义深远。仲景抓住不通则痛与不荣则痛之病机，病证结合，活用人参，平淡中见神奇，可为百代立法。仲景之法，奥妙无穷，值得深究，后世医者当参阅相关典籍，探究仲景治痛思路及用药规律，古为今用。

第22篇

关于奔豚本质问题探析

奔豚又名奔豚气，《小尔雅》云："猪子曰豚。"豚指小猪，而奔豚是指小猪奔跑冲突之状。在中医学中，奔豚是指患者自觉有气从少腹上冲心胸之病证，或脐下悸者，欲作奔豚，为寒气上冲心胸，或寒饮、痰湿上冲之状态，其与西医学某些心脏疾病、神经官能症、更年期综合征等在症状方面存在相似之处。奔豚病机不一，仲景所载良方众多，如桂枝加桂汤、茯苓桂枝甘草大枣汤、奔豚汤等，其辨治思路一直为后世历代医家所推崇。

一、心阳匮缺，坐镇无权

患者自觉有气上冲胸而发奔豚，其根本原因在于心阳虚，心为君主之官，统摄全身，心阳匮缺则坐镇无权，下焦寒邪乘虚上逆，扰动心神，若是下焦寒饮乘虚上逆，则患者可欲作奔豚，即水饮有上逆之势，然复还止，不管如何，心阳虚为其根源。

我曾遇一妇女，劳累过度，凌晨三四点即起床存货，且长居寒冷的工作环境，久之心阳不振，常感气上冲胸，憋闷喘息，就诊时所言小腹似有小猪奔跑，一直上冲，虽一段时间后可自行缓解，然痛苦异常。

二、温通心阳，平冲降逆

对于心阳虚、寒邪上冲之奔豚，仲景予以桂枝加桂汤治疗，在桂枝汤的基础上加大桂枝用量，同时合炙甘草辛甘化阳，旨在增加温通心阳之力，以使浮跃之寒气回降，此即为平冲降逆之理。

我临证常加大桂枝用量，以更好地温通心阳、平冲降逆。《伤寒论》中桂枝甘草汤，桂枝四两，甘草二两，顿服温阳，药少、量大、力专，能急温心阳，治心阳重虚，仲景虽未言本方有治奔豚之功，然通过其药物组成和剂量，不难推知其对奔豚之效，为我临证常用之方；若唯恐桂枝力度不够，可心肾同补，将桂枝和肉桂联合运用，不仅能温通心阳、平冲降逆，亦可引火归元，使命门之虚火回归其位。

此外，针对心阳虚、下焦寒饮上逆之茯苓桂枝甘草大枣汤，方中亦有桂枝、甘草。因温通心阳、平冲降逆为治此类奔豚之根本，当然患者毕竟有寒饮内停，故加以苓桂剂健脾化饮。

三、肝胃不和，痰湿扰心

奔豚本质问题除心阳虚外，亦有实证，病位涉及肝与胃。患者长期焦虑作祟，肝气郁滞，久之肝郁化火，火性炎上，亦木郁乘土，横逆乘犯脾胃，影响脾胃运化，从而酿生痰湿，痰湿在肝火鼓动下，发作奔豚，仲景《金匮要略》记载之奔豚汤，即为此而设。方中当归、芍药、川芎柔肝解郁，黄芩清肝泻火，半夏、生姜化痰和胃，共奏柔肝和胃、化痰降气之功。

我临证常以此方治疗焦虑症患者出现奔豚的情况，效果显著，如曾治一老年妇女，年轻时因工作压力繁重，晚年虽事业有成，然每每忆起过往岁月，总觉焦虑烦躁，并自觉胸中有气上涌，综合分析后辨证为肝胃不和，以奔豚汤治之。此外，我亦运用心理暗示之法调肝理气，就地取材，用筷子挤压患者足底涌泉穴，其述每次挤压时，总能察觉有气下行。对于此类肝胃不和之奔豚气，一要使用药物治疗，另亦须与患者沟通，给予必要的人文关怀，两者结合，乃治疗之根本。

四、方证同辨，本质自现

除上述方药可治奔豚外，我认为《伤寒论》茯苓桂枝白术甘草汤亦当有此功效，如《伤寒论》第67条所言："心下逆满，气上冲胸，起则头眩。"此脾阳虚，无力温化水饮，致饮停气逆，水饮凌心，故有气上冲胸之感。苓桂术甘汤为公认健脾化饮之剂，方中有桂枝、甘草，可温通心阳、平冲降逆，亦有茯苓、桂枝温阳健脾，化气利水。仲景虽未明确提出苓桂术甘汤可治奔豚气，然根据其所治病证、病机及药物组成、功效等，可推知其亦为治奔豚之方。临证不可拘泥，当随证灵活运用，证到方到。

此外，本方与苓桂枣甘汤皆为苓桂剂，亦都可温心阳以治气上冲之症，然茯苓、桂枝剂量有异。其中苓桂枣甘汤，茯苓半斤，桂枝四两，而苓桂术甘汤，茯苓四两，桂枝三两，可看出不管是温通心阳，还是健脾利水，苓桂枣甘汤都略胜一筹，故言此方治奔豚实至名归，然苓桂术甘汤虽功效稍逊，亦有可用之处。我曾治以脾虚饮停之肠炎患者，诉每次拉稀下利之时，总感有气上冲咽喉，发作有时，甚是烦恼，考虑此为奔豚之证，先予苓桂枣甘汤，初用有效，然一段时间后，患者言大枣多服滋腻，下利益甚，奔豚之证亦有所加重，考虑再三，改用苓桂术甘汤，以白术运脾除湿，果有起效。

结语

奔豚为临证常见之证，然由于其可能未有器质性病变，故往往被医者所忽视，但是从患者角度，甚为痛苦。本章探讨仲景所载治奔豚之方，病机各异，有虚有实，病位亦涉及心、肝、脾、胃等，临证当辨析准确，随证选方，若患者病机兼夹，则可合而治之。

第23篇

从炙甘草汤谈膏方配伍之防耐药思路

炙甘草汤治疗气血阴阳俱虚导致的"脉结代，心动悸"，全方气血阴阳并补，同现世滋补养身之膏方类似。通过此方组方特点，可悟出避免耐药的膏方配伍思路，对其他中药临证运用亦有参考价值。

一、调理中州，以促吸收

膏方临证须以顾护脾胃之气为先，脾主运化，胃主受纳，脾胃功能正常，饮食水谷方可化生精微，充养人体；而药物亦依赖脾胃，以更好地被人体所消化吸收。

炙甘草汤所用地黄、阿胶均为膏方中常用的滋阴补血药，属于味甘、滋腻之品，易于壅中，故长期滥用可导致脾胃气机壅滞，运化受阻，影响药物吸收，成为临证耐药的重要原因，亦会损伤人体，以致阴阳气血失调、脏腑功能紊乱，而致病情加重，甚至再生变故。

由此可见，膏方配伍切不可唯虚即补，亦应健脾和胃，配伍补益中土、消食和胃之药，使其补而不滞。以炙甘草汤为例，应用人参、大枣、甘草补气健脾，滋气血生化之源，促进药食吸收；加以生姜温胃和中、消食化湿，又辛温发散，监制药物滋腻之性。若出现耐药，或虚不受补，则应暂停滋腻之药，并序贯给予调补脾胃、消食化湿之药，亦可适当配伍理气之木香、砂仁、佛手等，舒畅气机，调补相合，如此不断交替，则可缓解耐药现象。

二、无形之瘀，有碍滋补

炙甘草汤及其他膏方中有诸多滋补之药，滋腻太过易聚湿成痰，积渐形成"无形之瘀"，此瘀虽非实际临证之瘀，即患者身体疼痛、肌肤甲错、舌

伤寒琢

质紫暗及脉象涩滞等症状皆不明显，然可理解为实瘀之渐，不仅可进一步发展为瘀血证，而且为中医耐药重要原因之一，故不可忽视。

此"无形之瘀"为我首提，之所以强调，是为让医者在实际用药尤其是滋补药之时，适当加入活血化瘀之品，可促进其他药物更好吸收，避免耐药。炙甘草汤中以桂枝、清酒及生姜等温通经络，即有此意。临证膏方配伍中，我亦喜用牡丹皮、丹参、川芎、红花、鸡血藤及郁金等，异曲同工。

三、以通为补，推陈生新

药物皆通过胃肠吸收，六腑以通为用，若腑气壅滞，气机不畅，则会影响吸收，唯腑气通畅，糟粕浊气排泄有路，才能运化药食，有利于气血生成，正如《本草正义》所言："积滞既去，而正气自伸。"

我临证减肥治疗中，本以为肥人多腑滞，予患者通下大便，以排毒减肥，初时宿便排出略瘦几斤，少顷便反弹，服药1个月体重不减反增。此虽减肥失败案例，但提示"旧者不去，新者不来"，随着腑气通畅，宿便排出，腐秽积滞之物祛除，胃肠功能得复，体重增加实为正气充盛之兆。

故医者在运用膏方时亦非单纯补益，须考虑通畅肠腑、去旧图新、以通为补。仲景在炙甘草汤中有配伍润下药的意识，方中加入火麻仁，此药味甘，性平，归脾、胃、大肠经，具有润肠通便、通畅腑气之功，以达推陈生新之效。故医者临证运用下法不应仅限于当下之证，拘泥于痞、满、燥、实，当有吴又可"逐邪，勿拘结粪"的意识。

通腑之法不仅可促进药物吸收，亦可预防耐药。临证除火麻仁外，我亦喜用郁李仁、杏仁等缓下之药，偏于阳虚可重用肉苁蓉，若患者燥结较甚，会加入大黄、芒硝之类，而腑气壅滞则考虑重用厚朴、枳壳及沉香等降气之药，伴有肝胃火亢，亦常配伍代赭石、龙骨、牡蛎等，随证加减。

四、三管齐下，可免耐药

世人常言西药可耐药，然中草药亦有之，且甚为严重，此为方药久服疗效下降的重要原因。上述健脾和胃、化无形之瘀及通腑生新三法，为避免耐药，临证除在滋补之膏药运用过程中配伍外，其他方药治疗时亦须注意。常有医者抱怨，患者初始服药时，效果尚可，然一直守方续服，效果却逐渐下降，此即耐药之征，遂嘱其配合上述避免耐药之法，往往情况皆可有改善。

结语

炙甘草汤为《伤寒论》治"脉结代、心动悸"之经典方，其诸药合用，滋而不腻，温而不燥，阴阳并补，气血平调，主要依赖于其精妙之配伍。仔细斟酌，此方可视作古代之膏方，与当代膏方滋补思路如出一辙。除滋补之性外，健脾、活血、通腑三管齐下，既可促进脾胃吸收，亦可预防耐药。此方配伍思路不仅为膏方运用所参考，对其他中药临证组方亦有借鉴意义。

第24篇

口渴与否对水湿用药思路之启示

口渴与否与水湿用药密切相关,《伤寒论》第73条及386条皆涉及水湿内停相关证治,仲景针对患者口渴与否提出不同辨治方药。关于此机理,目前学术界多以水湿停聚部位来解释,近者不渴,远者渴,看似有理,却过于机械。我认为,临证选方当参考方药属性,渴者不用生姜、干姜等温燥之剂,不渴方可选用,以免加剧患者口渴。

一、水湿停聚,据渴选方

《伤寒论》第73条言:"伤寒汗出而渴者,五苓散主之;不渴者,茯苓甘草汤主之。"关于此渴与不渴证治思路之差异,目前学术界认为水湿停聚中焦,离咽喉较近,津液尚能输布,则不渴,故可用茯苓甘草汤温散中焦寒湿,而水湿停聚下焦,距离较远,津不上达,则口渴,故用五苓散利水布津。

然此理论值得商榷,一则水液代谢环节复杂,各脏腑气化失司皆可造成水湿停聚,难以单责某一病位;二则不管水停何处,但凡津液不布,皆可导致口渴,以小青龙汤证为例,即便患者"心下有水气",或痰饮停于上焦肺脏,仍可出现"或渴"之症,故通过口渴与否来判断饮停位置,实属牵强;三则,五苓散方中虽有淡渗利水之药,然却亦有温阳健脾、调理中焦思路之体现,故把其看作治饮停下焦的依据,有所欠妥。

水湿停聚后"渴"与"不渴"并非绝对,若拘泥于水停部位影响口渴与否,则会限制两方使用范围。医者临证当抛弃水停部位这种机械思维,而以方药本身之属性为依据,来选方用药。两方都能温化水饮,五苓散中有白术,可运湿而无燥性,故"渴"者用之;茯苓甘草汤中有生姜,虽能温散寒湿却有燥性,故当用治"不渴"者。

二、姜散寒湿,燥甚津亏

细观两方,我认为水湿停聚,针对口渴与否,用药思路首先要考虑"姜"的问题,此处"姜"包括生姜、干姜等。在平常生活中,过食冷饮、饮食伤胃,则大便稀溏、泄泻不止,用生姜煮水或喝生姜红糖汤皆有很好的止泻效果,此因生姜具温散寒湿之效,温散力度较强,故临证治寒湿之证,医者多喜以姜类药组方。

然医者临证运用姜类药时亦非滥用,当须谨慎,注意其禁忌证,正如《本草经疏》认为此类药"久服损阴伤目,阴虚内热,阴虚咳嗽吐血,表虚有热汗出,自汗盗汗,脏毒下血,因热呕恶,火热腹痛,法并忌之"。姜虽能温散寒湿,但其燥烈之性易耗伤阴液,皮肤毛窍失于滋养而出现干燥、涩滞不畅之症,且其燥性伤肺,患者亦会出现干咳气急等不良反应,推知若用于口渴患者,定会使其愈发难受。

故当患者水气内停伴津液输布上承障碍,虽出现口渴之症,医者不可贸然运用姜剂,而适当考虑不含姜之祛寒湿方,可以五苓散健脾运湿,输布津液,而若患者无口渴,则可大胆使用姜剂温散寒湿。当然,有时患者虽口渴,然确须用姜,则当把握用量及时间,或适当配伍养阴之药,则用之无患也,如柴胡桂枝干姜汤,《伤寒论》第147条言:"渴而不呕。"方用干姜二两,剂量相较于人参汤(理中汤)之三两要小,且加栝楼根四两生津止渴。

三、白术运脾,输津布液

其次,为何五苓散能用于口渴患者?在治疗水湿停聚伴口渴时,白术功不可没,因白术具有健脾输津作用,配伍桂枝辛温走窜,条达津液,相得益彰,我临证遇患者水气内停、津液不能输布上承而出现口渴,加白术运化水湿,促进津液布达;若不渴,方中就不需加白术。所以,再观五苓散和茯苓甘草汤两方,其中有无白术为重要区别。

我们采用同本互证的方式,再以《伤寒论》霍乱病篇第386条进行探讨:"霍乱,头痛发热,身疼痛,热多欲饮水者,五苓散主之;寒多不用水者,理中丸主之。"五苓散可化气利水,输布津液,治"欲饮水者",方中白术与桂枝相伍,共奏输津布液之效。而理中丸方中亦有白术,且有人参益气养阴，却治疗"寒多不用水者"，即不口渴才能用理中丸，此因组方有温燥之干姜，以仲景用药习惯，往往口渴者不用姜，不渴者方可用之，故虽有白术、人参，然仍需考虑此温燥因素。当然仲景在理中丸后文加减中又明确指出："渴欲得水者，加术，足前成四两半。"此患者若出现脾不散精、水津不布所致口渴症状，则可加大白术剂量，增强其运湿及布津功效，以治口渴。

结语

仲景针对水湿停聚，若伴口渴，临证一般不考虑姜类药，同时加大白术剂量；若不伴口渴，则可使用姜类药，其温散寒湿之性可大放异彩。通过对《伤寒论》治水湿停聚伴口渴与否选方用的药思路分析，可看出仲景从临床实际出发，根据患者证候及药物特性选择方药，并随方加减。医者临证具体用药时，根据患者渴与不渴掌握姜与白术之用法，有的放矢。

第25篇

从小便通利与否辨析病之气分血分

《伤寒论》中有邪在气分及血分之分，往往代表着疾病发展不同阶段和病情之轻重，对后世气血辨证具有深远影响。通过观察小便通利与否判断病邪在气分、血分，为气血辨证之法，具有一定参考价值，然并非绝对。此外，据小便判断之气分、血分，气分更多为水分或水气之意，水停而小便不利，而血分则更多为瘀血或瘀热互结之证，且阴血耗伤暂不严重，故小便自利。

一、气血之辨，水瘀皆黄

气血的概念，是中医理论基础之一，最早见于《黄帝内经》。《素问》中提出："人之所有者，气与血耳。""气血不和，百病乃变化而生。"这些揭示气血是人体基本组成物质，同时气血不调也是导致疾病的根本因素之一。《伤寒杂病论》继承了《黄帝内经》之气血学说并加以发展，认识了病位亦有气分、血分之不同。

然此之气分、血分为宽泛概念，在《伤寒论》中涉及内容诸多，其内涵应包括两个层面：一方面是病理状态、致病因素的概念，如气滞、瘀血等；另一方面是病位、病程阶段及感邪深浅的概念，如卫气行于脉外，营血行于脉中，故气在表、血在里，可看出气分、血分有不同层次的概念，气分邪浅，血分邪深。

《伤寒论》第125条言："太阳病，身黄，脉沉结，少腹硬。小便不利者，为无血也。小便自利，其人如狂者，血证谛也，抵当汤主之。"在此仲景论述了"身黄"的主要病机及感邪深浅。结合条文内容，身黄伴脉沉结、少腹硬等，可判断为邪实阻滞，然细察发黄可能之机，亦可分为"水停"和

"瘀滞"两方面。从气血辨证角度，病位有在气、在血之不同，即气分、血分之差异，其中此气分更多为水分之意，即水停为患，而血分则偏于瘀血或瘀热致病；此外，从感邪深浅之角度，血分显然甚于气分。

二、尿别气血，狂为辅证

身黄一病，病情复杂，病邪性质及病位深浅皆较难区分，水停与瘀滞临证有相似表现，如何辨析在气、在血，须医者仔细斟酌，此直接影响临证所采取治法及组方思路。仲景根据小便通利与否加以区别，不利者病在气分，为水停湿邪致黄，而利者则病在血分，为因瘀所致，以此巧妙辨析了患者病机差异，并结合精神神志异常情况，进一步辅助验证。

《伤寒论》中通过小便不利所判断之气分证往往是水分证或水气证之意，即因气机不利而引起水气内停，不至膀胱，故而小便不利。然气之范围较为宽泛，并非所有气之病皆会引起小便不利，如阳明气热，患者不仅不会小便不利，反而会小便多，此因阳明之热逼迫津液偏渗膀胱所致，此当以区分。

而仲景辨析瘀血或瘀热互结之血分证，患者多有小便通利，除上述《伤寒论》第125条外，第124条言："太阳病六七日，表证仍在，脉微而沉，反不结胸，其人发狂者，以热在下焦，少腹当硬满。小便自利者，下血乃愈。所以然者，以太阳随经，瘀热在里故也，抵当汤主之。"第126条言："伤寒有热，少腹满，应小便不利，今反利者，为有血也。当下之，不可余药，宜抵当丸。"皆为小便自利用抵当汤或抵当丸治疗。然必须强调，此时之血分证尚轻，若热伤阴血严重，则化尿无源，必然小便不利，如第111条言："太阳病中风，以火劫发汗，邪风被火热，血气流溢，失其常度。两阳相熏灼，其身发黄，阳盛则欲衄，阴虚小便难，阴阳俱虚竭，身体则枯燥……"

关于狂证，在《伤寒论》中多次出现，如第106言："太阳表不解，热结膀胱，其人如狂。"又如第124言："太阳病六七日，表证仍在，脉微而沉，反不结胸，其人发狂者，以热在下焦……"此狂证出现，多是由于瘀热内停、扰乱心窍所致，出现此情况，说明患者病邪很可能在血分，当考虑治血。然临证有时亦可因胆胃邪热、痰热扰乱心神而致精神神志异常，如第107条言："胸满烦惊，小便不利，谵语，一身尽重，不可转侧者，柴胡加龙骨牡蛎汤主之。"此时患者出现胸满烦惊、谵语，易与瘀血所致狂证相混淆，故仲景提出小便不利，以告示读者，此为在气分，而非血分。

三、明思笃审，治参气血

通过《伤寒论》第125条，仲景提出根据小便通利情况来判断身黄之病机及感邪深浅，对临证具有重大意义。当然，此思路不仅局限于"身黄"，对于其他各种疾病亦有重要参考价值。如我临证遇到下肢水肿患者，常询问其小便情况，若小便尚通利，则考虑病可能在血分，此为血不利则为水，因瘀致肿，可加大活血化瘀力度；若小便不通，则考虑病可能在气分，为水气内停为患，主要治以健脾利湿之法，当然绝非绝对，须细察患者其他表现，综合脉证，整体辨治。

仲景气血辨治学说，亦极大影响了后世医家的学术思想，如叶天士就在此基础上引申发挥，创立了卫气营血辨证体系，用以阐明温病发病过程中的病理变化，指导临证辨证施治，实则与仲景之气血辨证一脉相承。

四、贯通临床，气血同治

《伤寒论》第125条虽对临证有重要指导意义，然实际病机纷乱复杂，行医之人切不可机械、狭隘地理解仲景学术思想，具体运用时应当谨慎、灵活变通。小便通利状况虽可一定程度指示病邪之气分、血分所在，然仅为参考，并非绝对，不可拘泥。

此外，气分、血分有时可有夹杂，治疗亦会有所混合，如吴鞠通就倡导"气血同治"，正如其所言"气血两燔，不能专治一边"，此不仅能治当前之疾，亦能预防其发展传变，体现中医未病先防思想。吴师针对上焦温病之气血同病，营卫失调，创立银翘散，用以治疗温邪侵袭卫表所致营卫失和，并以此方为基础加减，广泛用于其他各类营卫失和之病证。针对"太阴温病，血自上溢者"，用银翘散联合犀角地黄汤治气分、营分郁热之气血共病。

我临证治疗肝硬化时，亦常气血同治，曾治一血吸虫引起的肝硬化患者，每日服用利尿剂，每每停药即有腹水、小便不利，轻度身目为黄，伴腑气不通，舌红，苔黄腻，脉弦，遂以茵陈蒿汤联合五苓散加减治气，以抵当汤联合血府逐瘀汤加减治血，一段时间后，腹水大为好转，利尿剂用量亦有所减轻；又治一中风后遗症患者，体格魁梧壮实，半身偏瘫，需拄拐而行，

伤寒琢

语言不利，然头脑清醒，火气较旺，性格急躁，小便通利，舌红苔黄，右脉沉，左脉弦，给予大柴胡汤加减治气，抵当汤联合蜈蚣、天龙等治血，每周随证调治，半年后，诸症皆有改善。

结语

　　病邪之在气、在血，是医者对疾病病位做出的基本判断，直接影响临证治疗。根据小便通利的状况进行气血辨证，为仲景辨治身黄的重要思路，以此区分病机之水停、瘀滞，对其他各种疾病之气血辨治亦有一定参考价值，启迪后世之说。医者临证当仔细审辨，以确立治气、治血之法，然不可拘束，有时亦可将两法相结合，气血同治，既治已病又防未病。

第26篇

《伤寒论》攻下瘀热法探析

《黄帝内经》对瘀血证候记载丰富，然名称尚不统一，仲景继承《内经》学术思想，明确提出"瘀血"病名，并用活血化瘀之法治疗内、外、妇科等多种疾病，且重点论述了瘀热理论，提出攻下瘀热的治疗原则，开创了瘀热辨治之先河，为后世树立了典范。

一、瘀热相博，结聚蓄血

《伤寒论》中蓄血证有太阳、阳明之分，病机如《辞海》所言："在伤寒热病过程中，热邪入里，积于血分，留蓄于下焦，或宿有瘀血，与热相结。"

太阳蓄血证多属外感热病早期阶段，表邪不解，外邪循经入里，郁而化热，与血胶结于下焦。其病势有缓急之分，缓者从证候表现上只有少腹满，没有急结硬痛之象，亦鲜有精神神志异常；就急者而言，又可根据瘀热比例不同，分为热重于瘀及瘀重于热，前者邪陷于里，与血热初结，表现为少腹急结，其人"如狂"等，后者瘀热痼结，病深入络，为脉沉结，少腹硬满，其人"发狂"，甚至发黄等。

阳明蓄血证为阳明邪热与胃肠宿瘀相合而成，可见身热、喜忘、谵语、出血、黑便等。其人喜忘，为瘀血内阻，蓄于下焦，下实上虚，清窍失养，神明失用而致，正如《灵枢·大惑论》所言："上气不足，下气有余，肠胃实而心肺虚，虚则营卫留于下，久之不以时上，故善忘也。"其便色黑质硬，然易排出，因血主濡之，大便虽硬结，与离经之血相合，肠道濡润，化坚润燥，大便反易排出。

二、攻下通腑，大黄为善

中医祛邪治病，不一定直接与邪气正面对抗，可充分利用病邪特性、所犯部位，因势利导，使邪有出路，以最快捷的方式驱邪外出，如吴鞠通在《温病条辨》中所言："逐邪者，随其性而宣泄之，就其近而引导之。"血属阴，其性趋下，仲景所治蓄血证，邪热与血结于下焦，或瘀热互结肠道，皆可用攻下之法，使血热、瘀热从下而出。

《黄帝内经》提出"其实者，散而泻之""留者攻之"等，即通过攻下之法，使在里之邪（瘀血、宿食、痰饮等）由大便而解。治蓄血之桃核承气汤、抵当汤、抵当丸三方，组方皆有大黄，具有攻下瘀热之功，使邪气通过肠道而泻，亦有因势利导之意。

其中桃核承气汤所治蓄血初结，热重于瘀，《医门棒喝·伤寒论本旨》言："此即调胃承气汤加桂枝、桃仁，引入血脉以破瘀结也。硝、黄、桃仁咸苦下降，佐桂枝、甘草辛温甘缓载之，使徐行入于血脉，导瘀血邪热由肠腑而去，故桂枝非为解太阳之余邪也。"而蓄血较甚，瘀重于热者，治宜抵当汤，方中除大黄、桃仁之外，亦加入水蛭、虻虫两味虫类药搜剔入络，破血逐瘀。因血结深重，草木之品不能独治其邪，必以灵动嗜血之虫为之向导。此外，虫类药得大黄之引，则更增攻下瘀血之功；当然若患者瘀热病程较长，病势缓和，亦可以抵当丸，丸药缓攻。

以大黄攻下瘀热为仲景一大治法特点，此药味苦性寒，善泄热通便、凉血解毒、逐瘀通经，《神农本草经》言："主下瘀血。"《药性赋》亦言："通秘结，导瘀血，必资大黄。"仲景治瘀血内留，首选大黄，即取其通腑气、下瘀血、除癥积之功。中医临证治疗跌打损伤患者亦常用大黄，荡涤肠胃，去菀陈莝，使瘀热、坏血从大便而出。

三、临证施治，兼顾正气

临床若遇瘀热互结所致之各种疾病，不一定为太阳或阳明蓄血证，同样可考虑运用攻下瘀热之法，虽病不同，然病机类似，证同治亦同，符合中医异病同治治疗原则。

我曾治一中风偏瘫患者，体格壮实，平素火热亢盛，尤以肝胃之火偏旺，常伴口臭便秘，忽中风半身偏瘫，不能言语，手脚不灵敏，运动不利。

患者气滞血瘀，兼肝胃有火，治疗除以镇肝熄风汤清肝平肝外，亦配合抵当汤攻下瘀热，保持大便通畅，使瘀热自肠道而下。药后患者大便得通，常有黑便排出，症状逐渐改善，可正常行走，言语亦相对先前流利。

当然，此攻下瘀热之法，用药多峻猛，为祛瘀热之邪而设，对于病情较重者，用之合适。然药易耗伤正气，故所治之人，正气须尚可，对于体质较差、正气虚弱之人则当慎用，甚至禁用；反之，即使患者瘀热暂去，然正气更伤，邪必反复，甚有正气虚脱之证，得不偿失，常须识此。

四、欲求南风，须开北牖

"六腑以通为用"，大便通畅可保持脏腑功能正常及气血运行通畅，故通腑气除排大便治便秘外，亦可治疗其他各种闭阻之证，正如吴又可所言："欲求南风，须开北牖。"即"一窍通诸窍皆通，大关通而百关尽通"。可见，只要保持大便通畅，则诸邪可出，一通百通。

医者临证所遇各种疾病皆尽量保持患者大便通畅，人体才能正常代谢，排出病理产物、致病因素。攻下瘀热法可使瘀热之邪从大便而出，从而治疗各种瘀热互结之疾，此与开北牖以求南风之思路不谋而合，上述以抵当汤攻下瘀热治中风脑窍不通即为此理。

此外，我临证遇瘀热互结所致闭经、伴便秘或大便不爽者，若其体质尚可，常运用通泻腑气、攻下瘀热之法，便通则经通；亦曾治瘀热互结之鼻窍不通患者，虽大便尚可，然证候特征明显，故仍可以下通窍，用抵当汤配合苍耳子散治疗，收效甚速。

结语

攻下瘀热法为治疗瘀热互结常用之法，可因势利导、通下腑气、破血逐瘀。大便得通，瘀热邪气随之而出，人体经络气机亦得通畅，可治各种瘀热互结闭阻之疾，正所谓一通百通。然此法攻下性猛，易伤正气，故当兼顾患者体质，否则病将不祛又徒伤正气，常须识此。

第27篇

解析"血自下，下者愈"

《伤寒论》第106条提出："血自下，下者愈。"即某些情况下，患者通过血下而病情得以好转。不管是其自行下血，抑或攻下瘀热，究其根本机理皆在于因势利导、瘀邪有出路。此不仅有助于疾病预后的判断，更能作为多种瘀血之疾临证治疗的指导思想。

一、自行下血，因势邪祛

临证不少瘀血或瘀热类疾病，由于患者正气尚存，可通过自行下血，将病邪排出体外而自愈，对此，医者当认清病情，把控全局，不可盲目施治。

（一）血下热泻，瘀祛烦除

《伤寒论》第106条言："太阳病不解，热结膀胱，其人如狂，血自下，下者愈。"此为太阳病入里化热，与血相搏而结于膀胱，少腹硬满拘急，神志如狂之太阳蓄血证，瘀热互结相对较轻，患者有时会出现"血自下"，正好使邪有出路，瘀除热泻，故病情好转。我曾治狂躁症患者若干，有些患者每每狂躁，则痔疮出血，出血后狂躁明显得到缓解，此即瘀热藉血而出，邪自去，病自愈。此时出血实为人体之自我保护，说明正气尚存，可主动祛除致病因素，故不可盲目止血，应看到"下者愈"之理，此与太阳病时鼻衄实则异曲同工，虽出血上下有别，然却理似。

（二）尿血疼痛，石排之兆

临证部分血淋患者，由于尿路结石导致尿血，有时为结石即将排出之前兆。因结石经尿路移行时，其不规则棱角可划伤尿路黏膜，引起出血，此亦为"血自下，下者愈"之体现。故对于此类患者，不必见血色变，及时做好检查，全面认识疾病进展。此外，结石排出有赖于气血宣通，此类患者亦可温水坐浴，配合适当运动可消散瘀血，瘀血得下则结石可排。

（三）经前之疾，血下则缓

妇科诸多疾病与月经周期有关，月经排泄后疾病得以缓解，亦符合"血自下，下者愈"之理。《伤寒论》第145条记载妇人血下病安："妇人伤寒，发热，经水适来，昼日明了，暮则谵语，如见鬼状者，此为热入血室，无犯胃气及上二焦，必自愈。"此条文论患者经期适来却遇外邪侵袭，热入血室，然瘀血尚有出路，可随经而去，故可自愈。

我临证曾遇诸多女性患者，经前焦虑烦躁尤甚，面部长痤疮，或关节炎、皮疹、泄泻等疾加重，亦有平日无汗而经前甚为汗出等，此类疾病与月经周期关系显著，多为气滞血瘀为病，月经排尽后可明显缓解。

二、利导攻下，瘀下病安

我临证有些患者出现自行下血而愈的情况，然并非尽是如此，有时亦可配合药物治疗。理解"邪从血下病自愈"之机理，则可指导用药，通过理气活血、攻逐瘀热等治法，协助正气祛邪，虽非"血自下"，然以药下血亦可愈。

（一）攻逐瘀热，血下腹缓

除"血自下"外，《伤寒论》中桃核承气汤、抵当汤等皆可因势利导，攻下瘀热，治血结下焦之证。许叔微载一案，患者病伤寒七八日，脉微而沉，身黄发狂，小腹胀满，脐下如冰，小便反利，医见发狂，以为热毒蓄伏心经，以铁粉牛黄等药，欲止其狂躁，叔微诊之，认为非其治也，此为瘀血证，故治当以仲景抵当汤，药后患者下血几数升，狂止，得汗而解。我临证治疗诸多狂躁患者，亦往往以瘀热立论，因下焦血结而心神狂乱，故治下安上，采用攻下瘀热法，病随瘀下而解。

（二）热入血室，气畅血通

《伤寒论》对热入血室有较为详细论述，上述第145条论述此疾瘀下自愈，而第144条则为我们提供了具体治疗方法："妇人中风，七八日续得寒热，发作有时，经水适断者，此为热入血室，其血必结，故使如疟状，发作有时，小柴胡汤主之。"此为少阳不和，枢机不利，肝失调达，气血阻滞所致，故欲要下血，必先调气机，小柴胡汤虽无桃仁、红花等活血化瘀之品，然可和解少阳、疏通肝胆经气而使月经通畅，间接排下瘀热，与此书中小柴胡汤药后得汗出或通便机理相似，实为因势利导，邪就近有出路之意。

当然，如患者气滞血瘀并重，治疗时除疏肝理气外，亦可配合攻逐瘀热之法。曹颖甫在《伤寒发微》中对热入血室证治提出："此证血热在下，故但需攻瘀泄热，病当自愈。"可以桃核承气汤及抵当汤等治之。

（三）月事之疾，下瘀热愈

上述与月经排泄相关的妇科疾病，可血下自愈，通过血下可排出瘀热。此现象对临证治疗各种月经周期相关疾病颇具启示。若根据月经周期适当运用相应因势利导之药，即可协助正气，共同泻下瘀热，邪祛病安。

我曾治一女性患者，月经前常痤疮甚发，此病病因复杂，热毒、湿热、瘀血等皆可导致，根据患者发病时间，此为血寻出路，故因势利导，运用攻下瘀热法，同时配合适量养血之法，使月经通畅，则瘀热自去，痤疮亦愈。

我又遇到一些女中学生，因中考、高考倍感压力，每次月经前记忆力下降，学习效率不高，随即联想到"血自下，下者愈"之理，故采取因势利导、调经下血之思路，调治一段时间后记忆力明显上升，成绩亦有所提高。

（四）瘀热得下，邪祛血止

仲景对于瘀热导致的阳明蓄血证，患者虽"屎虽硬，大便反易，其色必黑"，然依然以抵当汤攻下瘀热，此因患者出血本质为瘀热实证、邪不祛，则血难止。我临证辨治各种消化道肿瘤出血患者时，常以此为思路，首选并非止血之法，而是活血、下血。除抵当汤外，亦喜用蜈蚣、天龙、全蝎等虫类药，正所谓瘀热得除，便血自止。

后世刘完素亦深得仲景真传，其在《素问病机气宜保命集》中提出："行血则便脓自愈，调气则后重自除。"以此思路治疗痢疾。其治疗便血并非止血，而是行血，且此行血之法。除活血、养血外，亦采用攻下瘀热，所创芍药汤中用大黄等即有此意，同时配伍槟榔下气，相得益彰，此通因通用之法即是对仲景"瘀热得下，邪祛血止"思路的继承发展。

结语

仲景在《伤寒论》中提出："血自下，下者愈。"即瘀热之疾，邪气经血下行而有出路，因而疾病自愈。这不仅对瘀热所致疾病的预后及转归具参考价值，对治疗亦有重要指导意义。当患者瘀热之邪在下焦时，可因势利导，选用攻下瘀热的方药，辅助正气，促进邪气祛除，正所谓"血得下，下者愈"，此思路对后世辨治瘀热类疾病具有深远影响。

第28篇

抵当汤虫类药治阳明蓄血，行血而不止血

"屎虽硬，大便反易，其色必黑"，此乃阳明蓄血证典型表现之一，虽有出血症状，然仲景不先止血，却以抵当汤攻下瘀热，方中水蛭、虻虫更有破血逐瘀之功，瘀血不去，出血不止，新血亦不生，体现通因通用之思路，对后世医者临证应用虫类药有重要启示意义。

一、阳明蓄血，宿瘀为根

阳明蓄血证，患者大便虽硬反易解下，且其色为黑。"本有久瘀血"，离经之血瘀滞于肠道，又受热邪熏烁，灼伤津液，故大便黑而硬结，然硬结之粪块，排出反易者，以血属阴类，可以濡之，化坚为润，故大便反易。正如王肯堂所言："邪热燥结，色未尝不黑，但瘀血则溏而黑粘如漆，燥结则硬而黑晦如煤。"

我曾遇一老妇，消瘦而食欲不振，面色苍白呈贫血貌，询问其大便有无异常，家人叙述有黑色柏油样大便，遂考虑其可能胃中有血，结合患者体质进一步判断为瘀热互结证，消化道肿瘤可能性居高，后经胃镜检查确诊为胃癌，不到 1 个月即离世。

肿瘤类似于中医学之癥瘕积聚，其发生多与气滞血瘀有一定关系，正如王清任在《医林改错》中言："气无形不能结块，结块者，必有形之血也。"此外，此瘀血往往引起血不循经，而发离经之血，导致出血不止。据不同部位，有衄血、吐血、咳血、便血、尿血或阴道出血等，虽为出血，然其根本还在于长期气血不畅，宿瘀为病。

二、久瘀内停，破血为法

阳明蓄血，其出血乃瘀血内停、血不循经所致，故当化瘀为先，"宜抵当汤下之"。患者有便血，仲景却用水蛭、虻虫等破血瘀、消癥积之虫类药，看似矛盾，实则为欲止先通。

我曾治一老年贲门癌患者，大便色黑，脑梗善忘，听力下降，消瘦易怒，食入有阻，考虑患者年龄及体质，家属寻求纯中医治疗，此典型瘀热之证，虽大便有血，然仍以抵挡汤加减破血逐瘀，此反治思路也。患者调养一年，精神矍铄，便血消失，至今尚存。

除此之外，瘀血所致各种出血之证，皆不可见血止血，因气血壅遏之机未除，止涩之法使脉道不畅，其滞更甚，郁而化热，可致痼结难解，久之必耗伤正气，正如马冠群在《医悟·吐血》中所言："然而治血者有至戒焉，病人固急于止血，旁观亦以止血为第一役，不顾病情，交口督责，凝瘀不去，蕴蒸成热，干咳潮热，渐入虚损，此医之咎也。"

缪希雍在《治吐血三要法》中提出："宜行血不宜止血。"血行则瘀消，则血可循经，同时使离经之血重归经脉，出血则止，为通因通用思路。此外，瘀血不去，新血不守亦不生，不守则出血加剧，不生则气血不足，脏腑失于滋养，功能受损，亦有出血之患。缪氏之论与仲景阳明蓄血虽吐血、便血有别，然其基本思路却相一致。

我临证常参阳明蓄血诊治思路，以行血止血之法治其他脏腑出血，亦获佳效。如曾治一瘀血证肺癌患者，虽见咳血，然却不先止血，而是运用破血逐瘀之药，咳血渐少；亦曾治一膀胱癌患者，有尿血之证，前医多以止血或利尿通淋之法，效不显，我认为此为瘀热所致，治病必求于本，故采用破瘀血、消癥积之法，欲止先通。

三、瘀去新生，虫药为用

虫类药之药性峻猛，性善走窜，其钻剔搜刮之功，无他药可及，对于久病入络，痰瘀互结之癥积，一般草木之药恐难奏效，唯此"虫蚁之品"，可担攻城拔寨之重任。

抵当汤破血逐瘀，水蛭、虻虫功不可没，非此两者无以直入血络，行瘀破结。其中水蛭咸苦性平，有小毒，能破血、逐瘀、通络。《神农本草经》

言："主逐恶血、瘀血、月闭，破血痕积聚，无子，利水道。"虻虫味苦，微寒，《神农本草经》亦言："主逐瘀血，破下血积、坚痞、癥瘕，寒热，通利血脉及九窍。"正如清代王晋三在《绛雪园古方选注》中言："蓄血者，至阴之属，真气运行而不入者也，故草木不能独治其邪，务必以灵幼嗜血之虫为向导。飞者走阳路、潜者走阴路，引领桃仁攻血，大黄下热，破无情之血结，诚为至当不易之方，毋惧乎药之险也。"

仲景善运用虫类药，除抵当汤外，《伤寒杂病论》中大黄蟅虫丸、鳖甲煎丸、下瘀血汤、土瓜根散等亦有用之，此类方剂被后世医家广泛用于各种癥瘕积聚类疾病。临证治疗中，虫类药搜剔入络，攻坚祛瘀，血脉通则气血畅，脏腑有养，正气以复。

明代陈实功在《外科正宗》中创制六军丸，针对颈部瘰疬，运用蜈蚣、蝉蜕、全蝎、白僵蚕、夜明砂、穿山甲各等份，以达破瘀通络，消肿散结之效；现代国医大师朱良春尤擅运用虫类药治肿瘤，如其经验方通膈利噎散，水蛭10g，炙全蝎、蜈蚣各20g，白僵蚕、蜂房各30g，有消坚破结，解毒化瘀之功，对控制和缓解中晚期食道癌疗效显著。

我临证治疗肿瘤之疾，不同时期虫类药运用亦有所差异，须把握逐瘀与扶正关系。初期，邪盛而正虚不显，则以攻邪为主，可用全蝎、蜈蚣、斑蝥、虻虫、蛴螬、水蛭、穿山甲等，攻坚除积、破血消癥、解毒散结；中晚期，肿瘤耗伤人体气血津液，邪愈盛而正愈虚，此时在扶正基础上应把握虫类药选择，予僵蚕、地龙、鸡内金、土鳖虫、九香虫等，其攻逐之力不峻，又可循络直达病所，祛邪而不伤正；对于正气极虚者，可予蛤蚧、蜂房、阿胶、冬虫夏草等，大补元阴元阳。

结语

仲景治病，善用虫类药，从抵当汤可见一斑，方中水蛭、虻虫破血逐瘀、消积之力甚猛。然此方除治瘀热证外，出血证亦用之，如阳明蓄血出血之证，以此治之，欲止先通，理通缪希雍《先醒斋医学广笔记》之"宜行血不宜止血"，邪结不除，血难得止，此思路对后世治癥瘕积聚所致之出血深具启示。

伤寒琢

第29篇

浅论《伤寒论》之痞证

"痞证"是以患者自觉胃脘部胀闷不舒为主要临床表现的一种病证,多见于西医学消化系统疾病,然亦有涉及其他系统。仲景在《伤寒论》中对痞证脉证方药进行了详尽论述,累计20余条文,其类型较多,病理性质错综复杂,临证须明晰病机,辨证治痞。

一、痞名复杂,求源溯本

"痞"之名源于《黄帝内经》,称为"否""否隔""否塞"等,如《素问·五常政大论》曰:"其病留满否塞。"《素问·至真要大论》曰:"甚则心痛否满。"《伤寒论》中"痞"字有着丰富的内涵,由于仲景常有以症命名或以证命名的写作习惯,故"痞"病既可指一种症状表现,亦可指一类疾病证候。

就以症命名而言,主要可分为"气痞""痞硬""痞块"三类。其中"气痞"可见于原文第151条:"脉浮而紧,而复下之,紧反入里,则作痞。按之自濡,但气痞耳。"此"气痞"即气胀,指患者自觉心下满闷不适,医者按其腹部柔软,大黄黄连泻心汤热痞之"心下痞,按之濡"亦有此意,皆为心下无形之邪,或无形之邪为主,有形之邪较弱;而"痞硬"则说明夹杂显著之有形实邪,如生姜、甘草泻心汤证、旋覆代赭汤证及桂枝人参汤等,此类患者除自感心下气机阻塞、闭塞不舒之外,医者按之亦有腹部紧张感。此外,"痞块"是以病形言,如第167条云:"病胁下素有痞,连在脐旁,痛引少腹。"其与前两者不同之处在于部位有异,此病在胁下,即肝胆经,而非心下,且医者可触之有形之包块,气血结滞程度显然更重。

就以证命名而言,多谓之"痞证",其可因太阳表证误下、损伤脾胃、表邪内陷所致，亦可能由其他因素引起，皆以中土气机紊乱为机，如朱丹溪所言："嗔满痞塞者，皆土之病也。"

痞证患者可有上述"气痞""痞硬"的症状，但不包括"痞块"。此外，仲景有时亦言"心下痞"，此为较宽泛的概念。"心下痞"既有指气痞，如《伤寒论》第154条、第155条大黄黄连泻心汤证、附子泻心汤证之"心下痞"即为气痞之意；又可谓痞硬，如《金匮要略》所载半夏泻心汤证之"心下痞者"则当为痞硬之意，此在《伤寒论》第156条水痞证中亦有所体现。

各种原因，不论是否外感六淫、饮食不节、七情内伤、劳欲久病、年老体虚等，只要影响脾与胃之阴阳交合，阻碍气机升降，都会使脾胃功能失常，中焦之气阻滞不畅而为痞证。《伤寒论》中，仲景所述痞证亦多，病机大致包含热壅气滞、脾弱胃强、水蓄气滞、中虚饮逆、痰气结逆及胆胃热结等方面，可见其致病因素错杂多端，临证当须详辨。

二、虚实致痞，须知证治

痞之病因多样，辨治复杂，然证候虽多，不外虚实，且皆有脾胃气机阻滞之根本，临证当以此为基，明晰病因，辨证治痞。

（一）热邪壅滞，清下消痞

《伤寒论》中实邪壅滞心下，可致痞证，此为热痞，有胃肠之热，亦有胆胃之热。其中胃肠有热者，"心下痞，按之濡，其脉关上浮者，大黄黄连泻心汤主之"，而胆胃有热者，"伤寒发热，汗出不解，心中痞硬、呕吐而下利者，大柴胡汤主之"。两者皆为实热邪气阻滞中焦气机，导致阴阳逆乱，气血壅塞而为痞。因六腑以通为用，故此实痞证当以清下为治，气降则痞消。

（二）水饮阻滞，水祛痞消

实证致痞除热邪外，亦有水饮。由水饮之邪引起之水痞证，可以五苓散治之，如《伤寒论》第156条言："本以下之，故心下痞，与泻心汤，痞不解，其人渴而口燥烦，小便不利者，五苓散主之。"因患者膀胱气化不利，水饮内停而上逆，阻碍中焦气机升降，而出现心下痞。此外，饮停胸胁患者，水饮逆于胃，阻滞中焦气机，亦可导致心下痞硬，如第152条言："心下痞硬满，引胁下痛，干呕短气，汗出不恶寒者，此表解里未和也，十枣汤主之。"

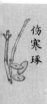
伤寒琢

此类痞证区别于热实之痞证，水火有别，治当化气行水或攻逐水饮，水邪祛除，则痞证自消。我临证所遇数位水肿患者，初次都以胃胀不适求诊，前医单纯治胃效果不显，细诊方知水痞之证也，故祛水为第一要务。

　　（三）因虚致痞，痞归正邪

　　《伤寒论》中关于因虚致痞内容较多，除附子泻心汤因阳虚导致胃热生痞外，亦有几方为因痰或因饮致痞。其中旋覆代赭汤，患者吐、下后，伤及脾胃之气，因虚生痰，心下痰气阻滞，胃气上逆；而桂枝人参汤，为医者数下之，导致脾虚生饮，利下不止。两方虽有痰、饮之别，然皆为有形实邪，故仲景所谓"心下痞硬"。

　　此外，《伤寒论》中有脾弱胃强痞，其中生姜泻心汤所治水食痞、甘草泻心汤所治脾气甚虚，"下利日数十行，谷不化"，两方亦为因虚生水饮或湿热之方，因其有实邪，故仲景描述时亦言"心下痞硬"。而半夏泻心汤，仲景虽未提"心下痞硬"，仅为"但满而不痛者""心下痞者"（《金匮要略》），然根据其所治疾病之病机及以方测证，推知病证亦存有形实邪。

结语

　　《伤寒论》"痞"之内涵较多，然并非皆为"痞证"。就痞证而言，病因有异，然本质为各种原因导致脾胃之气升降不利、气机阻滞，故临证治疗虽可清下、可化痰、可化饮，亦可虚实皆顾等，然诸多治法最终以畅达气机为目的，临证当审证求因，辨证治痞。

第30篇

热痞证之探析

《伤寒论》有关痞证条文众多，记载了多种痞证之辨治思路，其理法方药对临证治疗消化系统及其他脏腑功能失调之各种疾病，皆具有指导意义。热痞为诸多痞证之一，而随个人体质的差异，又有实热痞及虚实错杂痞之区别，证治思路亦有所不同。

一、实热壅盛，气滞痞生

针对实热痞而言，其形成是由于无形邪热壅滞于心下、火热炽盛而导致胃气壅滞、遂发痞满，《伤寒论》第 154 条言："心下痞，按之濡，其脉关上浮者，大黄黄连泻心汤主之。"关脉乃候脾胃之气，是以胃中邪热偏盛，故其关上脉浮，脉证合参，处以大黄黄连泻心汤，泄热消痞。

然此为实热痞，为何按之濡，却非按之疼痛？关于此，目前诸多医家皆认为无形之邪热壅滞胃气，故按之不痛，然细细品味，却发现有些问题，既然是实邪，且已壅滞气机，则应不通则痛。故我认为，所谓按之濡是相对按之硬、按之痛而言的，患者热结程度不及结胸证严重，触之亦非硬满疼痛，但有不适之感，只不过程度较轻，故依然可用大黄等苦寒泻下药，但须考虑其程度，通过适当改变煎煮方法，减弱药物攻下祛邪之力，以更符合此病机。

二、麻沸汤渍，取气薄味

多数情况下，大黄治疗脘腹硬满者，而大黄黄连泻心汤所治患者却按之濡，说明疾病为无形之邪或热邪壅滞程度较轻，对此本方煎煮方法甚为特殊，即以麻沸汤渍之。所谓麻沸汤，即为滚烫之开水，以其浸药，用法轻灵，一则可取寒凉之气，薄重浊之味，而发挥本方泄热之性；二则通过此法，可减少药物攻下降气之力，符合热痞之热结程度，且可减少泻下药对正气损伤。

由此煎煮方法推而广之，诸多药房所售中成药三黄片，或一清软胶囊，临证直接以温开水送服，而上述大黄黄连泻心汤，服药之法亦非煎煮，与中成药服法有异曲同工之妙，故此类中成药主治当为热痞证，或热结腑实程度较轻者。

三、降气消痞，苦寒清火

大黄黄连泻心汤有大黄、黄连及黄芩组成，虽在诸版本《伤寒论》中，本方皆只有大黄、黄连两味药，然据后条附子泻心汤之组方，推知亦有黄芩，此为历代学术界所公认。

此外，本方蕴含重要治痞思路，即降气消痞，主要针对实邪阻滞胃气所致之痞胀不适，除大黄、黄连、黄芩外，代赭石、枳实、厚朴等亦为常用之药，旋覆代赭汤即有体现此思路。主要原因在于胃气以降为本，若不得降，则常有痞滞之疾，临证针对正气尚存之实痞证患者，可适当选用此法，往往有立竿见影之效，当然若是虚痞患者，则须谨慎，少用甚至不用。

除降气消痞外，临证患者若有牙龈肿痛、口舌生疮、口气较重、舌苔红腻等胃火亢盛之象，亦可用大黄黄连泻心汤清泻胃火。我喜用此方治疗胃热壅盛所致之面部痤疮，尤其是面部三角区，连及前额、眉棱骨等阳明经循行部位，并据患者热结腑实的程度，灵活运用煎煮服药方法。

四、阳虚上火，虚寒热痞

提及虚实错杂痞，除经典脾弱胃强之三泻心汤证外，亦有阳虚兼热痞证，正如《伤寒论》第155条言："心下痞，而复恶寒汗出者，附子泻心汤主之。"究其成痞机理，一则卫阳虚弱，外邪乘虚而入，邪滞脾胃而致中焦气机不利，胃热壅滞，遂成虚实错杂之痞证；二则肾阳虚衰，火不暖土，故胃郁生热。不管何种解释，此阳虚当为真虚，火热当为实热，而所成之痞主要还在于胃热。

倘若留心观察，会对阳虚上火证比较熟悉。如工作强度大、熬夜疲劳，或旅游劳累等，导致阳气受损，亦可伴胃火上炎，部分患者出现牙龈肿痛、口舌生疮、食欲旺盛等表现。为更好地理解其机理，我常举柴火发酵之例，柴火堆砌不用，久之便会郁而生热，甚至过燥自燃。推之人体亦然，因阳气虚弱，不能运化秽浊之物，致水食及诸多代谢产物积于体内，久之则郁而化火上炎。

对于此类阳虚上火证患者，即可治以附子泻心汤，须用大黄黄连泻心汤清泻胃火，另亦须加用附子兼顾阳虚之本，火神派善用大剂量附子、干姜等治阳虚上火之疾，大抵依据在此。

至于方药配伍，仲景为何要在如此苦寒之方中加入温肾阳之药？方中药物寒热之性对立显而易见。细品仲景选药之义，此类患者阳虚、热实程度皆较半夏、生姜、甘草泻心汤为甚，非大热大寒之品不可和之。当然，若患者阳气虚衰严重，当加大附子用量，同时适当减少大黄黄连泻心汤剂量，避免其苦寒伤阳，临证当权衡温阳与泻火之比例，以更好地契合病机。

此外，关于附子泻心汤之上火证，亦有虚实之热相合、浮越上火的说法，即此上火一则由胃热所致，另则因阳虚致虚阳浮越。针对胃热，用大黄黄连泻心汤泻实火，而针对虚阳浮越，则用附子温阳以降虚火。不管如何认识本方所治之上火情况，其治则治法基本相似。

结语

热痞证为《伤寒论》常见痞证之一，由实热引起，亦有虚实错杂之证，分别治以大黄黄连泻心汤及附子泻心汤，两方虽痞证之基本病机类似，皆为胃热壅滞气机，然本质却有虚实不同。治疗时当根据患者阳虚与胃热之比例，合理权衡温阳与清火力度，准确把握病机，因证而用。

第31篇

论代赭石降诸气与通腑关系

代赭石为中医常用矿物类中药，多认其有平肝降火之功，然不仅如此，亦可降其他诸多之气，如胃肠之气、肺脏之气等，《伤寒论》之旋覆代赭汤，《医学衷中参西录》之参赭培气汤、参赭镇气汤即有此意。我临证发现，代赭石通腑作用明显，腑气得降，诸气亦降，此为其降诸气之根源。

一、通腑降气，赭石效宏

代赭石在我家乡常熟虞山极为常见。元代著名画家黄公望，虞山人氏，其居常熟时，经常观察虞山朝暮变幻之奇丽景色，得之于心，运之于笔，笔下之浅绛山水极负盛名，开创了中国山水画中浅绛山水之先河。其所作画之浅绛色便是使用了代赭石，常熟至今还保留着制造传统赭石砚的古老工艺。

我幼时爬山，曾误服赭石粉，发现大便通畅，甚至下利不止，当时不知其中缘故，直至学医后才知此山上之红石便是代赭石，具有降逆下气、通腑排便之功。我初学中药时常自尝百草，用 30g 代赭石煎汤，服下之后发现大便通畅，从而深知代赭石具通腑下便之功，正如张锡纯在《医学衷中参西录》中所述此药"性甚和平，虽降逆气而不伤正气，通燥结而毫无开破"。

旋覆代赭汤见于《伤寒论》第 161 条，所言："伤寒，发汗，若吐，若下，解后心下痞硬，噫气不除者，旋覆代赭汤主之。"所治患者胃虚痰阻气逆，胃肠之气当降却不能降，则会阻滞中焦，使中焦气机不畅而导致胃脘部胀满有痞，此方降逆消痞、益气和胃。仔细研究药物组成，其降气消痞之功与代赭石密切相关，配合小半夏汤（半夏、生姜）联合运用，降气通腑作用更佳，腑气得通则胃气自降、痞硬自消。

二、赭石降气，诸气可下

代赭石可降诸气，《长沙药解》谓代赭石能"驱浊下冲，降摄肺胃之逆气，降哕噫而泄郁烦，止反胃呕吐，疗惊悸哮喘"。张锡纯亦善用代赭石，他除用旋覆代赭汤、参赭培气汤来降胃气、消痞胀外，亦用镇肝息风汤来平肝阳、降肝火，还用参赭镇气汤降肺气、平咳喘。诸多上逆之气皆可以赭石而降，我认为其根本机理在于通腑下便。

我临证喜用代赭石来治疗腑气不通引起之各种疾病，如腑气不通所致肝阳上亢、肝火上炎患者，其往往火气较旺，部分血压亦偏高，用此药组方治疗后，腑气得通，肝火亦降，并嘱咐其平时保持大便通畅，否则有中风之嫌。

此外，根据肺与大肠相表里，我临证亦用此药组方，治疗因腑气不通而引起肺气上逆的患者，通过降腑气，恢复肺气之宣降。若腑气壅滞较甚者，则可配伍大黄、芒硝、火麻仁及杏仁等，通腑降气功效更强；而对于腑气壅滞不甚之肺气上逆患者，虽大便尚可，亦可适当运用通腑之法，以达治下而治上之目的。

三、赭石量变，脾胃为度

代赭石性味苦寒，多用、久用易败胃，临证使用时当兼顾患者脾胃功能，谨慎剂量，控制疗程，不可过量。仲景在旋覆代赭汤原文中，代赭石用量较其他药物为轻，仅用一两，是旋覆花剂量的三分之一。究其原因，因使用汗、吐、下诸法后，患者脾胃之气损伤严重，中焦虚寒者代赭石用量不宜大。

故医者临证运用代赭石通腑气、降胃气时，须兼顾患者脾胃之气，弱者自当减之，然若脾胃运化尚可，则适当加大代赭石用量，以更好地发挥此药降逆之功，如张锡纯就主张较大剂量使用代赭石，其在《医学衷中参西录·药物·赭石解》中曰："代赭石诚为救颠扶危之大药也，可放胆用至数两者，非卤莽也。"

一般在中气不虚的情况下，我亦喜用代赭石降逆诸气，成人剂量往往30g起步，否则实难起效；有时为防其伤胃，可配伍黄芪、人参、党参、白术、茯苓等健脾补益之品，补泻并用，此即仿仲景"补中降逆，消痞止噫"

之意。

此外，代赭石除脾胃虚弱者慎用外，其他正虚之疾亦须注意，如《本草经疏》提及此药使用禁忌时言："下部虚寒者，不宜用；阳虚阴萎者忌之。"《得配本草》亦言："气不足、津液燥者禁用。"

结语

《伤寒论》以旋覆代赭汤治痰气痞，主要取其降气消痞之功，而方中代赭石功不可没。此药除降胃气外，亦可降逆其他诸气，其根本机理在于通腑下便，腑通则诸气降。然此药苦寒易于败胃，故临证运用当兼顾患者脾胃之气，随之调整剂量、配伍及疗程，以通腑降气而不伤正。

第32篇

论《伤寒论》脾弱胃强证

《伤寒论》脾弱胃强证类型诸多，大致可有脾阳虚胃实证、脾阴虚胃肠实证及脾肾阳虚胃火证，其中脾阳虚胃实证又可分为典型证、脾阳虚胃水食证及脾阳重虚胃实证，分别治以半夏泻心汤、生姜泻心汤及甘草泻心汤。笔者结合自身临证经验，解读《伤寒论》"脾弱胃强"之意，并重点阐述三泻心汤临证运用规律，还原仲景辛开苦降治疗思路，为便于鉴别，对其他脾弱胃强证亦作相应论述。

一、辛开苦降，以消痞证

脾阳虚胃实证为常见脾弱胃强的类型，由于脾之阳气不足，不能运化胃内容物，导致胃热壅盛，形成虚实错杂之痞证，虽可能消谷善饥，但无法正常运化吸收水谷精微，正如《医宗金鉴》所言："脾胃病中，有胃强脾弱一证，胃强所以能食，脾弱不能消化。"治疗采用辛开苦降之法，恢复脾胃升降，以消痞证。

（一）痞呕鸣利，寒热并施

半夏泻心汤为典型脾阳虚胃实证，主要临证表现概括为痞、呕、鸣、利四大主症，患者若出现这四症或其中部分症状，只需对证，即可考虑运用本方治疗。

"痞"乃患者自觉胸脘部闷满不舒，按之不疼而微硬之病证，盖脾虚运化无权、胃内湿热壅滞所致，乃脾不升清、胃不主降、中焦气机紊乱而生，故治从中焦，使其斡旋有序；"呕"乃呕吐，胃火炽盛，胃气失于和降而呕；"鸣"乃肠鸣音，由湿邪下趋所致肠道传导失司；"利"则为下利，乃脾虚湿盛、清气不升之故。

其方义，尤在泾在《金匮要略心典》中有所解读："中气既痞，升降失常，于是独阳上逆而呕，独阴下走而肠鸣，是虽三焦俱病，而中气为上下之枢，故不必治其上下，而但治其中。黄连、黄芩苦以降阳，半夏、干姜辛以升阴，阴升阳降，痞将自解，人参、甘、枣则补养中气，以为交阴阳，通上下之用也。"此"独阳上逆"指胃热上犯，而"独阴下走"则为湿邪下行，可看出半夏泻心汤之胃实之机并不单一，包括胃热及湿邪；脏属阴、腑属阳，"苦以降阳"指以苦寒之药降胃腑之气，"辛以升阴"则言以辛热之药升提脾脏之气，此为辛开苦降消痞之本质。

刘渡舟曾以此方治一心下痞闷患者，时发呕吐，大便不成形，脉弦滑，舌苔白。先生辨此证为酒食伤脾，脾为生痰之源，脾阳气虚则致痰饮内盛，冲逆胃气而呕，脾不升清，胃不降浊，中焦气机失调而自觉闷满不舒，以半夏泻心汤治之，服4剂则病已痊愈，而此案中患者虽无肠鸣之症，然亦可以此方辨治。

此外，临证针对此类痞证，有时亦可仿半夏泻心汤辛开苦降思路，而重新组方治疗，如后世之左金丸、吴茱萸辛开，黄连苦降，亦有和胃消痞之功。我常喜配用此方治疗各种脾胃不和之消化系统疾病，患者有时虽无痞、呕、鸣、利之症，然可奏效。

（二）和胃散水，运脾化食

生姜泻心汤是在半夏泻心汤的基础上减干姜用量，再加以生姜而成，生姜性温味辛，长于发散，取其温散寒湿之功，用于治疗水气所引起之痞证。日常饮食寒凉后，下利不止，此时喝生姜红糖水，吞下生姜为宜，下利便愈，此即生姜可温散水气之明证。此外，生姜亦可促进消食，故本方还可以治疗水食痞。

本方与半夏泻心汤相比，除痞、呕、鸣、利四大主症，所治病机以水食停滞不化，腹中雷鸣为主，如《伤寒论》第157条所言："心下痞硬，干噫食臭，胁下有水气，腹中雷鸣，下利者，生姜泻心汤主之。"由于患者消化不良，可闻及伤食气味，加之水气停滞，故腹中雷鸣大作，重用生姜，暖脾胃、促消化、化水饮，此类患者平素亦可含服姜片，防治并行。

我临证所遇夜食症，患者入夜即胃口大增，往往提示脾弱胃强证，且多有食滞。其素体脾气虚弱，夜晚阳气入阴之时，脾阳不足愈甚，运化无力，胃内容物更易堆积，上火亦严重，故患者脾气愈虚，胃火愈亢，则愈发思饮食，然多食又加重脾运负担，如此恶性循环。治当恢复脾阳，消食化饮，兼清胃火，生姜泻心汤最为合适。

此外，若患者水食较甚，则可调整组方比例及药物运用，适当增加祛邪之力。丁甘仁曾治一热胀患者，"曝于烈日，暑气内逼，居处潮湿，湿郁滞阻，三焦决渎无权，遂致脘腹胀满，泛泛呕恶，面浮肢肿，里热口干，二便不通，皮色晦黄，苔灰腻，脉弦滑而数"。此暑湿阻闭中焦气机，引起水食停滞，治以辛开苦降之法，方用：川雅连五分，仙半夏二钱，淡黄芩一钱，枳实炭一钱五分，制小朴一钱，大腹皮二钱，连皮苓四钱，福泽泻一钱五分，莱菔子（炒研）三钱，鲜藿香一钱五分，西茵陈一钱五分，六神曲三钱。此仿生姜泻心汤之法，方中虽无生姜，然亦以半夏、藿香等辛开，黄连、黄芩等苦降，并配合其他健脾化湿、消食和胃之药，乃仲景活法也。

（三）甘平补中，消痞止利

甘草泻心汤亦可治脾阳虚胃实证，更偏于脾之阳气重虚者，据《伤寒论》第158条所述，医者在患者脾虚基础上反复误下，导致脾气重虚，出现痞、呕、鸣、利四大主症，以下利为甚，"其人下利日数十行，谷不化"，当然亦有腹中雷鸣，故甘草泻心汤在半夏泻心汤组方基础上加大甘草用量，增强健脾益气、补益中焦之效。另须注意，《伤寒论》由于传抄脱漏，甘草泻心汤组方中无人参，然《金匮要略》《备急千金要方》《外台秘要》所载此方皆有人参，又因其所治为脾虚重证，故应当有人参。

除治脾弱胃强之痞证外，甘草泻心汤亦可用于狐惑病，仲景在《金匮要略·百合狐惑阴阳毒病》中有记载，其特点是上下溃烂，"狐惑之为病，状如伤寒，默默欲眠，目不得闭，卧起不安，蚀于喉为惑，蚀于阴为狐，不欲饮食，恶闻食臭，其面目乍赤、乍黑、乍白，蚀于上部则声嗄，甘草泻心汤主之"。狐惑病类似于西医学口、眼、生殖器溃烂之白塞综合征。

刘渡舟临证曾遇此疾，患者口腔颊部黏膜易生溃疡，心下痞满，前阴黏膜溃破，疼痛瘙痒难忍，小便自可，大便成形但每日2次。先生辨此属脾虚不运，气痞于中，湿气下流又成蠹毒之害，以甘草泻心汤治之，服十余剂而愈。此案除用甘草补益脾胃，亦取其清热解毒之力，患者虽有上下之变，然从中焦求之，此因水火上下之通调，皆走中焦，故以甘草泻心汤治之。

此外，甘草泻心汤中甘草用量甚为考究，当以重用。我曾以此方治反复发作口腔溃疡，中医辨证为脾弱胃强证的患者，重用甘草至24g，起初药房不予抓药，后对其解释本方之组方精髓，遂同意，然仅予 3 剂，每日 1 剂，3 日来诉溃疡大为好转，脾胃亦觉舒服。重用甘草为本方之特色，此外，若患者热毒溃疡严重，当以生甘草为宜。

（四）去滓再煎，融气顾胃

《伤寒论》中有七方采用去滓再煎之法，主要针对和解剂，如和解半表半里枢机之小柴胡汤，然勿忘三泻心汤亦为和解剂，其和解半上半下之枢机，即脾胃枢机。三泻心汤以半夏泻心汤为基础，寒热药并存，作用部位上下不一，故煎煮须去滓再煎，正如徐灵胎在《伤寒论类方》中所言："去渣再煎者，此方乃和解之剂，再煎则药性和合，能使经气相融，不复往来出入，古圣不但用药之妙，其煎法俱有精义。"此外，半夏为有毒之品，再煎亦可减轻毒性。

我临证遇脾胃虚弱患者，服中药多有恶心之感，尤其是孩童，常建议患者将自煎或代煎中药再次加热浓缩，以减少容量，因其少服尚可接受，恍然大悟，此浓缩过程即去滓再煎，主要在于顾护患者胃气，再仔细分析仲景去滓再煎之方，皆有脾胃虚弱之机。

二、脾阴受约，胃热腑滞

就脾阴虚胃肠实证而言，脾约证为其主要代表，脾阴功能为胃热所约束，不能为胃行其津液，导致大便秘结，《伤寒论》第 247 条言："趺阳脉浮而涩，浮则胃气强，涩则小便数，浮涩相搏，大便则硬，其脾为约，麻子仁丸主之。"脾之运化功能除依赖于脾气、脾阳，与脾阴关系亦甚为密切，患者脾阴不足，亦可出现食欲不振、消化不良、大便干结等，详见本书第 38 篇，故当进行鉴别。

麻子仁丸方中以芍药养脾阴。除此之外，沙参、麦冬、玉竹及山药等平补养阴之药亦可为补；而胃热而言，方中以小承气汤之药配合润肠之麻子仁、杏仁及蜂蜜，通腑以清胃然，丸药缓攻，临证若改以汤剂治疗，则攻下作用甚强。

此外，关于脾约之胃热，亦有肠热之说，即肠热过甚，脾之功能受约，不能为胃行津液，胃中津液只得偏渗膀胱，肠道失于濡润，导致小便数而大便干硬，此乃肠热脾约说，亦有一定道理。

三、火不暖土，胃热成痞

由于脾、肾为先、后天之本，命门之火温煦脾土，则脾运健旺；反之，火不暖土，则会影响脾胃之功。就脾弱胃强证而言，有些患者除脾弱外，亦可有肾阳不足，即脾肾阳虚，此时伴胃火亢盛，为附子泻心汤证。此虽非单纯脾胃之疾，然与其相关，患者亦有痞证之表现，仲景以附子温脾肾以助根本，以三黄降胃火以消热痞，寒热并用，详见本书第30篇。

此外，根据仲景运用温阳法的特点，附子不仅可理解为温肾阳，亦可理解成对温脾阳之升级，正如《伤寒论》太阴病篇第277条之"宜服四逆辈"，对脾阳虚患者服用理中汤、四逆汤一类的方剂，即是此意，详见本书第48篇。若将附子如此理解，则本方所治亦可为脾弱胃强证。

结语

《伤寒论》中脾弱胃强之证有多种证候类型，其中三泻心汤证为其代表，病机多有中焦气机不利，以痞、呕、鸣、利为四大主症。然各有特点，半夏泻心汤为典型辛开苦降基础方，而生姜泻心汤偏治水食痞，甘草泻心汤则以脾之阳气重虚为征，临证须仔细辨之。三方煎煮时亦当注意去滓再煎，一则促进寒热药物相融合，再者可兼顾胃气，共奏补虚泻实之功。此外，根据脾、胃之气表现形式不同，《伤寒论》脾弱胃强证还可辨证运用麻子仁丸及附子泻心汤等治疗，临证当须明晰。

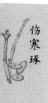

第33篇

从半夏泻心汤到黄连汤之临证启示

黄连汤与半夏泻心汤组方相似，然所主之病机、病证、组方主旨、临证治法等却迥然有异，诚如柯韵伯在《伤寒论注》中谓黄连汤："此与泻心汤大同，而不名泻心者，以胸中有之热，而非寒热相结于心下也。看其君臣更换处，大有方寸。"医者临证须仔细辨别两方之异同，审慎选择，谨守病机，方随法变，药因证异。

一、胃火亢盛，脾肠有寒

仲景所创黄连汤为治上寒下热证之经典方，《伤寒论》言其所治"胸中有热，胃中有邪气，腹中痛，欲呕吐者"，病机为上热下寒，阴阳不交，上下格拒。

历代医家对此方寒、热具体部位持有不同看法。成无己、方有执、徐灵胎等皆以"胃中有邪气"为胃中有寒邪，认为黄连汤证是胸热胃寒、寒热互阻、上下不通，如《伤寒论条辨》言："胸，上焦也。热以风言，阳也。言阳热抟于上焦也。胃，中焦也。邪气以寒言，阴也。言阴寒郁于中焦也。腹中痛，阴凝而窒滞也。欲呕吐，热壅而上逆也。"然我觉若胸中有热，何以去清上焦热之黄芩，若胃中寒，何以加重清胃火之黄连，显然为悖论。

而陆渊雷等认为黄连汤所治胃热肠寒，如《伤寒论今释》言："即胃热肠寒之病，胃热故呕吐，肠寒故腹中痛，不云胃热而云胸中有热，不云肠寒而云胃中有邪气者，古人于内脏之部位犹未能确知故也。"他认为仲景缺乏对内脏部位的具体认识，而以胸指代胃，而以胃指代肠，此确有一定道理。如《伤寒论》第138条言："小结胸病，正在心下，按之则痛，脉浮滑者，小陷胸汤主之。"此结胸即是指结于心下胃脘部；又如第215条言："胃中必有燥屎五六枚也。"第238条言："胃中有燥屎者，可攻。"此胃即有肠之意，故皆可用大承气汤攻下。

从临证思考，我认为黄连汤证病机确为胃热亢盛、脾肠有寒，类似于西医学之反流性食道炎。"胸中"并非指胃，而更偏向于解剖学意义上的食道。古人缺乏解剖知识，在描述症状时，只能表述为胸中有灼热火辣之感，而结合西医学知识，"胸中有热"是胃酸反流导致的食道有烧灼感；"胃中有邪气"指代胃中有热邪，为避免行文重复，改"热"为"邪"，实则相同意思，即胃火亢盛引起的胃酸反流、泛酸嘈杂，患者感觉胸部食道及胃脘部烧灼感，正如《黄帝内经》所言："诸呕吐酸，皆属于热。"因胃有热邪，失于和降，胃气上逆则"欲呕吐"；而"腹中痛"，以方测证，可知此为脾肠有寒，寒性凝滞，不通则痛。

二、清上温下，黄连为君

黄连汤，治以清上温下，调理脾胃，与半夏泻心汤类似，然去黄芩加桂枝，且加重黄连剂量，为半夏泻心汤之三倍，可看出黄连汤所治胃热重，且脾肠更为虚寒，同样是上热下寒证，显然黄连汤寒热格拒更为严重。

对于胃肠火亢，仲景惯用黄连清热泻火，除黄连汤外，亦有三泻心汤、白头翁汤、葛根芩连汤、乌梅丸等；后世医家继承仲景遣方用药思路，并有所发挥，《医学启源》载黄连"气寒味苦，泻心火，除脾胃中湿热，治烦躁恶心，郁热在中焦，兀兀欲吐"，符合仲景之意；朱丹溪所创之左金丸，用黄连、吴茱萸治疗肝火犯胃所导致的胁肋疼痛、胃脘吞酸嘈杂、痞结胃脘等，为临证常选之方药；我亦常以黄连汤合左金丸治胃酸反流，疗效甚好。

我曾遇一患慢性肝炎的张姓女子，呕吐三月不止，每餐必吐清水痰涎，杂有食物，心下痞满，精神尚可，纳后消化迟钝，常嗳气泛酸，吸入冷空气，呕吐顷发，大便稀溏，日行二三次，口干口苦，舌淡红，苔薄黄，脉沉细弱。初诊医生施以黄连汤治疗。二诊患者吐利已止，微有恶心，口干口苦，喜唾，苔仍薄黄，脉象沉细，医生在原方基础上加白术、茯苓。患者服药一段时间，病症减轻。（详见《临证实验录》）

初诊患者胃有热邪，胃气上冲，故见呕吐、嗳气泛酸；脾肠虚寒，无以运化，故见大便稀溏；虚实错杂，气机痞塞，寒热互阻，故见心下痞。治以黄连汤清上温下，胃火得清，则呕吐止，脾肠得温，则下利停。二诊患者呕吐止，口苦、喜唾，故原方加白术、茯苓健脾燥湿。

三、谨守病机，随证而治

半夏泻心汤与黄连汤组方类似，药味稍有变化，然意义深远。首先，半夏泻心汤去黄芩，在仲景用药思路中，常腹痛者去黄芩，如《伤寒论》第96条小柴胡汤条文中，腹中痛去黄芩；其次，加桂枝，此仲景加强温脾肠阳气的思路，若依旧不及，亦可加入附子、吴茱萸、肉桂、细辛及蜀椒等，此在附子粳米汤中有所体现，在乌梅丸中亦有涉及。须强调，加附子为温阳法之升级，以温肾之法来温脾阳或脾肠之阳，与太阴病篇"宜服四逆辈"同理，详见本书第48篇；再次，加重黄连剂量，从半夏泻心汤一两至黄连汤三两，实则清胃火之力大为提高，仲景治寒格证之干姜黄芩黄连人参汤，其黄连用量亦是如此，因胃火亢盛，临证多有胃酸反流的表现，限于古时医学水平，故形象认为此为胃火，且食道居上，冠以上热，重用黄连以清胃火，据我临证经验，大剂量黄连实则可制约胃酸过度分泌。

我临证曾经治一胃肠炎患者，症状表现为心下痞满、呕吐、肠鸣、下利等。初辨为寒热错杂之半夏泻心汤证，用方效果尚可，然续服数日，患者来诉腹中疼痛，其略懂医术，询问能否去掉苦寒之黄芩，以减轻腹痛。此时患者胃火亢盛兼脾肠有寒，遂改方为黄连汤，去苦寒之黄芩，加入温阳之桂枝、高良姜、吴茱萸、肉豆蔻，再服症状明显好转。

结语

半夏泻心汤和黄连汤在理法方药方面有诸多相似之处，临证运用易混淆，两者仅几味药之变化，其功效却各有侧重，可见仲景辨证、遣方、用药之严谨与灵活。临证之时要仔细研究仲景条文、组方思路，辨析其异同，力求把握根本，恰当运用。

第34篇

对《伤寒论》第176条之商榷

《伤寒论》第176条白虎汤证之条文云："伤寒脉浮滑，此以表有热，里有寒，白虎汤主之。"关于此条文自古以来就存在争议，此为阳明热盛之白虎汤证，却言："表有热，里有寒。""里有寒"显然并非白虎汤证治，后世医家对此众说纷纭，关于此条文之解释值得商榷。

一、寒热误传，表里俱热

有言"此以表有热，里有寒"之"寒"字乃是"热"字之误传，如《医宗金鉴·订正仲景全书·伤寒论注·正误存疑》注该条为："里有寒之'寒'字，当是'热'字。若是寒字，非白虎汤证也，当改之。"即《伤寒论》第176条原文应当为"伤寒脉浮滑，此以表有热，里有热，白虎汤主之"。斟酌此是否合乎原文之意？的确，若患者表热兼有里热，确可治以白虎汤。

但我对此存有疑问，表热兼里热，虽符合白虎汤之证治，然"表有热，里有热"之叙述显然有失仲景文采，述以"表里俱热"简洁明了，何须多此一举？如《伤寒论》第168条言及白虎加人参汤证："伤寒若吐若下后，七八日不解，热结在里，表里俱热，时时恶风，大渴，舌上干燥而烦，欲饮水数升者，白虎加人参汤主之。"在此白虎加人参汤条文中就出现"表里俱热"之叙述方式。综上说法，"寒"字为"热"字误传之解释，在证治方面确与白虎汤证相对应，然在写作方面却并不符合仲景之习惯。

二、寒邪误传，表热里邪

第二种说法认为"寒"字为"邪"字之误传，即原文应当为"伤寒脉浮滑，此以表有热，里有邪，白虎汤主之"。如宋代成无己所言："里有寒，有邪气传里也。以邪未入府，故止言寒，如瓜蒂散证云：胸上有寒者是也。与白虎汤，以解内外之邪。"可见，成无己认为此处"寒"字意为邪气；清代柯韵伯则直接在条文中将"里有寒"改为"里有邪"，并认为"此虽表里并言，而重在里热"；日本大塚敬节认为只需将"寒"理解为"邪"即可；胡希恕亦持此观点，认为"寒"作"邪"解即可，乃表里俱热之证。

此种解释是否符合仲景写作手法？诚然，《伤寒论》黄连汤条文第173条言："伤寒胸中有热，胃中有邪气，腹中痛，欲呕吐者，黄连汤主之。"此处之"邪气"亦是如此，患者胸中有热，胃中亦有热，然直接写作"胃中有热"有失文采，遂言之"胃中有邪气"，以"邪气"指代"热"，以免重复。同本以互证，故176条白虎汤条文若为"此以表有热，里有邪"，亦有道理。

三、以非误传，寒热反作

除上述两种解释外，我认为还存在另一解释，即此"以"字为"非"字之误传，《伤寒论》第176条原文实际为"伤寒脉浮滑，此非表有热，里有寒，白虎汤主之"。简述如下。

其一，从文字角度考究，秦始皇统一六国，同时统一文字，当时全国通行文字为篆书，至东汉末年，演变为隶书，此隶书乃是介于篆书与现代隶书之间的一种文字。因此我研究篆书与隶书之后，发现"以"字和"非"字皆包含有酒杯形状，有两个笔画下行，当年仲景写作于竹简，因此书写笔画容易脱落，也许只剩下两下行之笔画，后人就有可能将"此非表有热，里有寒"之"非"字误传成"以"字。

其二，研究《伤寒论》发现，书中既有"此以"之说法，也有"此非"之说法，如《伤寒论》第122条言："病人脉数，数为热，当消谷引食，而反吐者，此以发汗，令阳气微，膈气虚，脉乃数也。"而《伤寒论》第123条言："但欲呕，胸中痛，微溏者，此非柴胡汤证。"此为"此非"误传成"此以"提供了可能性。

其三，琢磨"表有热，里有寒"之证候特点，表有热，里有寒，此证显然为真寒假热证，即《伤寒论》少阴病篇所述阴盛格阳证，患者阳气极度虚弱，阴寒格虚阳于外，因此临证表现出一派热象，详见本书第7篇，甚至患者之脉象，亦可能有浮滑表现，与《伤寒论》第176条所述之"伤寒脉浮滑"易混淆，然深究其本，不难发现其本质为真寒假热证。此时不可用辛凉之白虎汤，以免耗伤微阳，甚者导致亡阳，而当回阳救逆，交通内外上下。因此仲景提出"此非表有热，里有寒"，实为排除鉴别之法。

仲景甚重视对患者阳气之顾护，研究《伤寒论》成书背景，不难发现东汉末年，战乱频发，百姓食不果腹、衣不裹体，脾肾阳虚者居多，故仲景在治病过程中，尤其是在运用汗、吐、下、利小便等对正气有所损伤的治法时，皆强调顾及患者之正气，如在运用大青龙汤时，提出"无少阴证者，大青龙汤发之"，须排除少阴病，方可运用此方，因其所用麻黄六两，若不注意则峻汗伤阳，甚至亡阳。由此可见，仲景对患者阳气之重视，因此将《伤寒论》第176条理解成"此非表有热，里有寒"亦有道理，即警醒只有排除阴盛格阳之真寒假热证，方可使用辛寒清热之白虎汤。

结语

关于《伤寒论》白虎汤条文第176条，自古就存在争议，后世说法颇多，有言"寒"字乃"热"字误传，亦有言"寒"字为"邪"字误传。我从文字演变、成书背景及临证鉴别等多方面理解，另得解释，即此"以"字为"非"字误传。仲景本意为提醒后世在运用辛凉清热之白虎汤时，当排除表热里寒之真寒假热证，此亦为先师顾护阳气思想之体现。

第35篇

浅谈《伤寒论》通腑之法

通腑理论源于《黄帝内经》，依据"六腑以通为用，以降为顺"，后世习惯将通腑指代泻下肠道实邪之法。仲景对腑气不通或大便黏腻不爽、热结旁流患者，结合其体质制定出诸多通腑之法。根据通腑药物寒热属性，可分寒下、温下及平下；以通腑泻下功效强度而言，可分峻下、缓下、和下、润下、导下等；依据通腑之效或通腑目的，又分通便、泄热、退黄、逐水、攻瘀等。腑气通畅对人体至关重要，临证通腑之法可直接或间接治疗各种疾病。

一、通腑之法，寒温有异

《伤寒论》中通腑之法众多，然根据通腑药物寒热属性，大致可分为寒下、温下及平下，临证多以热壅腑滞者居多，故寒下方剂较多，如大陷胸汤及丸、十枣汤、三承气汤等；而对于冷结腑气者，则以温下方药治疗，如三物白散，方中主要以巴豆温下，后世诸多以肉苁蓉组方之通腑剂亦属温下范畴；当然亦有平下之方，主要为蜜煎导方，蜂蜜性平，导下腑实。故医者临证论治腑实证当须区分寒热，辨证治之。

二、下分峻缓，因人而异

《伤寒论》中有多种通腑之方，峻缓有别，主要取决于患者腑结程度及体质因素，因人而异。临证须明晰方证之机，兼顾患者正气，合理运用攻下之法，而非一味急下。

（一）峻下通腑

峻下通腑代表方有大陷胸汤、大承气汤等，此类方剂运用时须注意中病即止。其中大陷胸汤主要治疗大结胸证，患者水热互结胸膈脘腹，"从心下至少腹硬满而痛不可近者"，用本方以甘遂、大黄及芒硝泄热逐水、峻下破结。

大承气汤治疗阳明腑实之重证，患者"腹满痛""绕脐痛""腹满不减，减不足言"，甚至会进一步引起肝肾精血亏虚，出现"目中不了了，睛不和"，当须急下存阴，釜底抽薪。本方在《伤寒论》中涉及条文甚多，近20条，可见仲景对此之重视，主要适用于腑实、热结并重，其虽没有大陷胸汤之攻下力猛，然亦符合峻下通腑之法。

而调胃承气汤，后世常认为其相对于大承气汤主要作用为泄热，因方中有芒硝半升，即五合，较大承气汤之三合为多，而芒硝渗透"发肠汗"，偏于泄热之功，然我觉得不止于此。此方通腑作用亦甚猛，可归为峻下剂范畴，详见本书第37篇。

此外，《伤寒论》中峻下方药还有十枣汤、大陷胸丸及三物白散等，因所含甘遂、大戟、芫花及巴豆等药攻下之力峻猛，容易损伤人体正气，故临证运用须谨慎。

（二）缓下通腑

缓下通腑代表方为小承气汤，适用于腑实之轻者。本方行气与攻下相配，与大承气汤相比，去芒硝，减用枳实、厚朴之剂，以大黄为主药，然不需要后下，故泻下之力相对于大承气汤较为缓和。本方常用于阳明胃肠热盛、燥实初结之证。此外，仲景亦用其试探患者腑实是否已成及热结壅滞之程度，在不完全确定的情况下，先用小承气汤以方试证，若转矢气则说明腑实已成，我临证发现，若患者矢气极其秽臭，则说明其热结壅盛，当速用大承气汤等方泻下。

（三）润下通腑

润下通腑代表方为麻子仁丸，此方治疗胃强脾弱证，其中脾弱主要为脾阴虚，患者"趺阳脉浮而涩，浮则胃气强，涩则小便数"，正虚而腑气壅滞，用丸药以图缓治，润燥通便。

麻子仁丸中共有七味药，除小承气汤之组成药物外，再以芍药养脾阴，同时配合麻子仁、杏仁及蜂蜜润肠通便，通补结合，适合于津亏肠燥之便秘患者，临证发现对慢性、习惯性及顽固性便秘有良效。

此外，我临证亦喜将本方改成汤剂，攻下作用大为提高，诸多疑难便秘患者用之甚验，其攻下作用要比小承气汤甚至大承气汤更猛，此为我临证常遵之丸药升级汤药的思路。患者如果便秘同时伴有阳虚精血不足，则可加入肉苁蓉、当归等补益精血之润下药，疗效更佳。

（四）导下通腑

导下通腑代表方为蜜煎导方及土瓜根、大猪胆汁灌肠方，开肛门纳药及直肠给药之先河，与西医学常用之开塞露异曲同工。当患者津液内竭，肠道失濡以致糟粕内结，近于魄门而坚涩难出，在此正虚情况下，患者虽热实内结之象不明显，然病变实则甚为严重，若口服承气汤类汤剂，恐药力过强，而服丸剂亦担心力缓耽误病情，皆不合适，唯有导下法因势利导，通腑而尽量避免伤正。

蜜煎导组方简单，成分仅白蜜一味，此物味甘平，质地润滑，将其制成栓剂纳入肛中，待融化后，即返留入肠，软化结粪，润肠导下。注意须待患者自欲大便，即粪便离肛门口较近之时，用之方可有效，此与开塞露用药方式类似。而土瓜根及猪胆汁灌肠亦是如此，虽剂型与蜜煎导方有所不同，然作用机制一致，对体弱排便难，或卧床不起、腑气不通之患者，这些方法局部给药，可直捣黄龙。

我曾遇一津液枯竭之肠梗阻患者，年过九旬，半月未有大便，他医以承气汤攻下，遂腹大如鼓，很快离世，此类患者须排空胃肠，西医学之胃管亦可用之，至于通腑只可肛门给药，导下之法不仅兼顾患者正气，而且不会增加胃肠之负担，须禁用或谨慎运用口服攻下之法，正如《伤寒论》第233条所言："此为津液内竭，虽硬不可攻之。"

（五）和下通腑

和下通腑代方为小柴胡汤，由少阳枢机不利，肝胆之气郁滞所引起之便秘患者，在其阳明腑实程度较轻时，可用本方和解少阳，同时亦可内和阳明，用之患者大便可得通畅，此仲景所谓："上焦得通，津液得下，胃气因和，身濈然汗出而解。"详见本书第45篇。

三、通腑之用，病证庞杂

《伤寒论》通腑之用途众多，临证通腑法不仅可通便排毒，亦能攻下瘀热、祛邪退黄、逐水治标、急下存阴等，所治之疾甚多。此外，根据吴又可"欲求南风，需开北牖"之思想，我临证亦将通腑法运用于各种气机不通之疾病，如腑壅伴闭经、肺闭鼻塞等患者，一通百通。

（一）攻下瘀热，以通宁神

《伤寒论》中记载瘀热互结，扰乱心神，导致患者出现神志异常，表现为"如狂""发狂"及"喜忘"等，治以桃核承气汤、抵当汤等攻下瘀热、理血达络。此通畅通腑之法，使瘀热从腑道而泻，因腑气以通为顺，通腑则浊气下降，可引血下行，可使全身气血运行通畅，祛瘀达络，瘀热随之而散。我临证常以此思路治疗各种狂躁症及老年痴呆症患者，即为受此启发，其中大黄兼通腑及化瘀双重功效，故此类患者若正气尚存，脾胃运化亦可，大便无溏稀，则多可用此药组方。

（二）一通百通，通腑退黄

《伤寒论》湿热发黄证，湿热壅滞中焦，土壅木郁，肝胆疏泄失常，胆汁不循常道，泛溢肌肤导致发黄；当然亦有脾胃湿热发黄之说，即湿热困于脾胃，脾胃之本色外露。仲景给予茵陈蒿汤，通利二便、祛湿退黄。通过通腑道，排泄湿热之邪，此邪之一去路；此类患者多小便不利，仲景在运用茵陈蒿汤时，患者不仅大便得下，小便亦通利，正如仲景所言："小便当利，尿如皂荚汁状，色正赤，一宿腹减，黄从小便去也。"此邪之另一去路。

（三）峻下逐水，祛邪缓急

对于水热互结之大结胸证、饮停胸胁证等水饮之邪较甚的情况，患者出现症状皆较为急迫，当果断运用峻下逐水之法，通腑祛实，使水饮通过二便而消。其中大结胸证用大陷胸汤及大陷胸丸治疗，而饮停胸胁则用十枣汤治疗，虽方中之药峻猛易伤正气，然为急则治其标，可解燃眉之急。

（四）急下存阴，釜底抽薪

《伤寒论》阳明三急下证、少阴三急下证虽起始病因不同，然皆涉及阳明腑实、胃火亢盛与肝肾精血亏耗之间的恶性循环。一者源于阳明腑实，热耗精血，至肠道干涩，加剧腑气不通；二者始于肾阴枯竭，不能濡润肠道，转属阳明而致胃火炽热，加剧肾阴不足，燥愈盛津愈亏。故皆以大承气汤，釜底抽薪，急下存阴，此亦为"治未病"思路之体现，正如《医宗金鉴》所谓："急泻胃火以救肾水，若复迁延时日，肾水告竭，其阴必亡，虽下无及矣。"

结语

　　《伤寒论》通腑之法丰富、运用广泛。仲景恰当应用通腑思路，不仅使邪具有出路，亦可通畅血行、恢复气机，治疗多种与腑气不通相关之疾。医者临证运用时须兼顾患者体质，采用不同通腑法，祛邪亦不伤正，方为良医之治。

第36篇

小承气汤药后转矢气以方试证临证运用

试探法是中医在临证过程中，对于尚未确诊的病证，提出有根据的假设，进行试探性治疗，并通过观察患者对相应方药的反应，进一步确定病证性质、程度的一种试探性诊断方法，类似于"消息法"。《伤寒论》中采用小承气汤试探法，根据服药后腹中有无矢气来辨别燥屎有无，决定是否用大承气汤攻下。除此之外，这种试探性证治思路在《伤寒论》中多有运用，对临证具有重要指导意义。

一、以方试证，矢气为参

转矢气为临证燥屎内停重要表现之一，在错综复杂的诊疗过程中，就此一细节，往往具有重要提示意义，有时为患者自有矢气表现，而有时为医者试探所得，正如《伤寒论》第209条言："阳明病，潮热，大便微硬者，可与大承气汤，不硬者，不可与之。若不大便六七日，恐有燥屎，欲知之法，少与小承气汤，汤入腹中，转矢气者，此有燥屎也，乃可攻之；若不转矢气者，此但初头硬，后必溏，不可攻之，攻之必胀满不能食也。欲饮水者，与水则哕。其后发热者，必大便复硬而少也，以小承气汤和之。不转矢气者，慎不可攻也。"再如《伤寒论》第214条所言："阳明病，谵语，发潮热，脉滑而疾者，小承气汤主之。因与承气汤一升，腹中转气者，更服一升。若不转气者，勿更与之；明日又不大便，脉反微涩者，里虚也，为难治，不可更与承气汤也。"实际临证中，在阳明腑实证诊断不明确的情况下，贸然使用大承气汤攻下，恐徒伤正气，故先以通下作用较轻的小承气汤以方试证，此仲景明法也。

二、诸致矢气，非独承气

关于药后转矢气问题，临证有时服用其他药物之时，如润肠药、滋阴药、理气药、活血药等，患者亦会出现转矢气，因此类药物皆有一定滑肠下气之性，临证若遇此情况，亦高度提示患者肠中可能有燥屎内停，可考虑运用通下之法，有时能立竿见影。我临证曾治一卵巢癌患者，身体消瘦，气血严重不足，睡眠及大便尚可，前医多用补益之法，然收效甚微，且日益严重，仔细询问，言其服用补益药物后，常转矢气，之后感觉舒畅，故推测其肠中可能有燥屎内停，遂采用通腑之法，药后患者立刻排出大量宿便，继续通补兼施一段时间后，患者气色显著改善，各项肿瘤指标亦有所下降。此患者看似虚弱，然亦有实邪，正所谓"大实有羸状"，若非矢气，恐难考虑攻下。

我亦曾治一月经延期女性，消瘦，倦怠乏力，面色苍白，手脚冰凉，平素有痛经史，大便尚可，辨析为血虚寒凝厥，以当归四逆汤加桃红四物汤治疗，患者服药后月经仍未至，然来诉矢气甚多，羞于人前，此不经意信息，提示其可能有宿便，遂考虑运用通腑气之法，然患者气血不足，不敢贸然运用大承气汤，思虑再三，先以小承气汤试探，一剂药后，告之大便通畅，精神抖擞，倦怠乏力消除大半，得知治疗对路，于是改投大承气汤，三剂药后，月事即来，且无痛经。此案通过通腑气，以通月经之法，即吴又可所谓"欲求南风，需开北牖"，一通百通之意，而之所以考虑下法，源于服用养血、活血药后转矢气之线索。

三、明晰特殊，当须细辨

小承气汤试探之法作为一种常见的诊断方法，临证意义毋庸置疑，然若仅以药后转矢气来辨别燥屎情况，有一定局限性。从临床角度看，凡阳明腑实燥结之证者，往往多因肠蠕动增强而肠鸣亢进，按中医理论，此人体正气与邪热燥结相争，欲排邪实而不能，所出现的正邪斗争反映。当此之时，使用小承气汤试探，由于药后促使肠蠕动增强，肠鸣则更加亢进，从而出现腹中矢气转动，标志燥屎已成，应以大承气汤下之，此临证常见情况。

然临证亦有特殊情况，患者肠中虽有燥屎阻结，但因正气抗邪不力，肠蠕动减弱，肠鸣音消失，如麻痹性肠梗阻等疾病，即使以小承气汤试探，其结果也可能因药力不及，而腹中不转矢气，然此并不能说明腑实燥结未成，若拘泥于是否转矢气，则会失去用大承气汤攻下机会，后果不堪设想。因此，应脉证合参，全面考虑，方能做出正确判断。

四、试探之法，稍量为启

以转矢气来以方试证，是《伤寒论》辨治疾病一大特色，除此之外，书中还记载了其他通过试探之法来鉴别排除的案例，且此法往往以药轻量少为先，对临证有重要启示意义，为后世诸多医家所推崇。

（一）仲景试探，药食消息

如原文第 311 条，少阴客热咽痛证治中言："少阴病，二三日，咽痛者，可与甘草汤，不差，与桔梗汤。"本条论客热咽痛的证治，根据患者咽喉部红肿疼痛程度，推测其由邪热客于咽喉所致，且可能较为轻微，先治以甘草汤，以生甘草清热解毒，甘缓止痛，用之有效说明初诊准确，然若服后咽痛不除者，则可判断其为客热咽痛之重证，可再加桔梗开肺利咽，此为以方试证之法。

又如第 332 条以索饼来试探是否为除中证，患者在厥利严重情况下，出现能食有两种可能情况，一为正常胃气恢复，另一为回光返照，何以鉴别？医者不能坐以待毙，只能采用试探性治疗方法，给予患者所喜之食物，若不出现发热，且无其他特殊变化，则知并非回光返照，此亦为以方试证之思路。此外，索饼，即面条、面饼，何以能作为"美食"来试探患者胃气，因东汉末年，天灾人祸，战火连天，百姓食不果腹、衣不裹体，正如仲景自序中所言："中原大地，白骨委及，人相食啖"，很多患者因长期饮食贫乏，严重营养不良，能有此食物已实属不易，可谓人间美味。

再如霍乱证治之第 387 条："吐利止，而身痛不休者，当消息和解其外，宜桂枝汤小和之。"文中"消息和解其外"，目前学术界有多种观点，其中有认为是斟酌之意，如方有执《伤寒论条辨》言："消息，犹斟酌也。"然我觉得此"消息"可为试探之意，亦为试探性治疗，患者霍乱吐利止后，出现全身疼痛，可能是表证未解，然亦可能单纯气血不足，不荣则痛，如何判断？因此时患者正气不足，若伴有表证不可用峻汗解表之药，亦不可贸然补益，导致闭门留寇，只可用桂枝汤外调营卫，内和脾胃，且必须"小和之"，即药量不宜过大，以此来试探药后反应，若服药后疼痛得以缓解，说明确为表证所引起，可继续以桂枝汤调理，若疼痛不止，则说明并非表证所致，而是里虚，然里虚为何用桂枝汤"小和之"无效，此因少量桂枝汤不足以治里虚疼痛，据仲景思路，当以治"身疼痛，脉沉迟"之桂枝加芍药生姜各一两人参三两新加汤主之。

关于此"消息"之说，在《金匮要略》疟病脉证并治中，亦有提及："疟脉自弦，弦数者多热，弦迟者多寒。弦小紧者下之差，弦迟者可温之，弦紧者可发汗、针灸也，浮大者可吐之，弦数者风发也，以饮食消息止之。"目前学术界对"弦数者风发也，以饮食消息止之"的认识，有的认为是指患者感受风邪，病情轻微，让医者只需饮食调理，观察动静，斟酌处理，然我的观点有所不同。

《素问·至真要大论》言："诸风掉眩，皆属于肝。"仲景年代食不果腹，患者多气血不足，故"弦数者风发也"，多有肝之阴血不足、肝风内动之意，当然亦可能有其他情况，如何鉴别？最佳之法是以食物试探，以食养血，则肝风自息，反之则不然，故此"以饮食消息止之"，与索饼试探除中异曲同工。此外，仔细研究后条鳖甲煎丸之药物组成，有鳖甲、阿胶、蜂窠等，实则皆为药食同源之品，故对于阴血不足之疟疾，以食补血为仲景常用思路。

（二）后世崇古，仿仲景意

后世医家临证亦多有运用此试探思想，如《伤寒纲目》指出："凡遇阴证似阳者，先以冷水与之，得水反剧者，阴证也。后以热汤与之，得汤稍解，次以姜汤与之，势又稍缓，然后理中、四逆、桂枝、麻黄、附子等投之，何至有九窍流血之祸乎？遇阳证似阴者，先以热汤与之，得汤反躁者，阳证也。后以冷水与之，得水稍减，次以芩、连与之，势又稍缓，然后以大黄、芒硝、承气等投之，何至有滑脱不禁之惨乎。"

据此思路，我临证遇阴血不足患者，考虑其虚不受补或脾胃运化问题，常先以沙参、麦冬等平补之性药物试探，而非一开始即用地黄、阿胶等滋腻之品；而对于阳气不足患者，则先投以人参、黄芪、菟丝子之类，而非附子、鹿角等峻温之属，若用之无碍，则逐渐加重补益程度，循序渐进，以免酿成错误。

此外，我临证遇一不明原因发热患者，其六经证候皆不明显，无恶寒发热，无往来寒热，同样阳明热盛及腑实证候亦不明显，三阴证更是无从谈起，初遇此患者，无从下手，诸方药皆未完全契合，保守起见，先予小剂量的小柴胡冲剂，因该方和解少阳同时，又可外解太阳及内和阳明之轻证，正如《伤寒论》99条所言："伤寒四五日，身热，恶风，颈项强，胁下满，手足温而渴者，小柴胡汤主之。"此外，方中人参、甘草、大枣又能扶正，兼顾可能之正虚发热。一剂药后，患者发热有所下降，考虑用药对路，故加大剂量继续服用，三日后发热全退，疾病基本痊愈。医者在完全没有治疗思路的情况下，采用较为保险、合适的治疗方法进行试探性治疗，有时候可取得意想不到的效果，当然若无效或产生不良反应，则应及时止损。

相反，有时患者病机太多，亦会混淆诊断，似此又似彼，医者会感觉束手无策。我曾治女性月经不调，先后不定期，病机又有血虚，又有血热，又有瘀血，似乎又有宫寒，脾胃亦不和，加之湿热亦重，感觉各种方药皆需加入，面面俱到，然此为误解。我临证采用试探性治疗，先以柔肝并调理脾胃法治之，因女子以肝为本，且脾胃为气血生化之源，气血足则肝有所藏，调之一周期，若月经有所改善，周期和经量亦趋于正常，则守法继续调治，然若无效，则须排除此证候，重新诊治。

结语

试探性治疗作为中医辨治特色之一，虽看似为医者无奈，实际上却是建立在大量临证经验基础上较为准确、有效的治疗思路。医学本身并不完美，然医者要尽量做到完美。试探性治疗存在不确定性，故要求每位医者应在尽可能多地了解患者病情、病性的基础上，进行适当地试探，而不是盲目试探。

伤寒琢

第37篇

调胃承气汤泄热与通腑并行

《伤寒论》阳明病篇有三承气汤，目前学术界大多认为小承气汤缓下，大承气汤泄热通腑并重，而调胃承气汤较大承气汤则泄热较强、通腑不足。然我通过临证发现，调胃承气汤重用芒硝，不仅泄热力强，而且泻下甚猛。

一、透发肠汗，逐水泄热

调胃承气汤可泄热之功，究其原因，因本方中有芒硝半升。芒硝是一种盐，以汤剂服用后能够在肠管内形成高渗溶液，使得大量水分从肠壁渗透到肠管中，因而达到峻下逐水之效。在水分渗透的过程中，渗透作用会带走很多热量，就如同皮肤发汗过程中会带走人体热量一样，故有泄热之功。有些人很形象地把芒硝泄热作用比喻成"发肠汗"，据此可得知调胃承气汤泄热之力甚强。

我临证发现，调胃承气汤逐水之力甚猛，有时患者肠腑空虚，强用之亦可下水。我曾治一欲减肥患者，自觉肚子太大，希望用中药通利大便减肥，诸方用之，然效不显，来诉并无大便，遂加入芒硝，患者大下，然皆为水，恍然大悟，此患者之所以诸药无用，是因其节食减肥，胃肠无物，所用芒硝，强渗水液，故而排水，此暴力排便之理也。

藉此病例，可见芒硝逐水之力，亦提醒我运用通腑法，尤其是用芒硝之前，须仔细询问患者饮食情况，以防正气损伤。此外，芒硝之峻下逐水只可暂用，不可久用，我曾遇一长期大剂量服用芒硝患者，导致肠黏膜损伤，引发急性肠胃炎。

二、峻下攻积，滞随便消

目前学术界大多认为大承气汤泻下作用胜于调胃承气汤，然我通过临证实践发现未必如此，调胃承气汤泻下作用实则不亚于大承气汤，甚至更为峻猛，原因简述如下。

首先，调胃承气汤重用芒硝，方中有芒硝半升，即五合，较大承气汤之三合为多，我临证反复验证，芒硝不仅具有很强逐水泄热之效，其通腑作用亦甚强，且泻下之力较大黄有过之而无不及，常让学生课后以5g大黄、5g芒硝，自我试用，体质弱者可减之，来诉皆言芒硝之力更胜一筹。

其次，大黄煎煮时间过长泻下作用反而减弱，故后下力猛，调胃承气汤大黄虽不像大承气汤一样后下，然仔细观察煎煮方法，可发现本方是以水三升，煮取一升，浓缩成1/3，而大承气汤是在枳实、厚朴煎煮至五升时，内大黄，更煮取二升，即从放入大黄开始，药液浓缩成1/2.5，很多情况下，仲景是以药液浓缩比例来衡量煎煮时间，故可看出两方其实煎煮时间相差不远。

再者，《伤寒论》第207条后调胃承气汤服药方法为温顿服之，即一顿服用，而大承气汤则是"分温再服"，何为再服？根据小承气汤之"分温二服"，及《伤寒论》第25条桂枝二麻黄一汤之"一日再发"，可看出"再"为"二"之意，即分成二顿服用，故调胃承气汤之大黄、芒硝剂量要远大于大承气汤。

综合而言，一般情况下调胃承气汤泻下之力甚强，亦当属于峻下剂，当然如果减少本方用量，如《伤寒论》第29条"少少温服之"，则泻下之力稍缓。

我临证常以此方治疗顽固型便秘患者，就算腑气不通再严重，用之多效。忆曾以此方治一肠梗阻患者，当时有医言不能运用，因其强泻下作用会增加胃肠内压，可能引起肠管破裂。然此患者病情急迫，加之体质壮实，正气尚存，综合考虑，给予用之，起效迅速，挽救危难。

结语

我们在认识方证时，绝对不能人云亦云，固化思维，应该积极临证实践，实践是检验真理的唯一标准。就调胃承气汤而言，其重用芒硝，不仅可泄热，通腑之力亦甚为峻猛。临证运用时，当兼顾患者正气，以免峻下伤正。

第38篇

从《伤寒论》脾约证看脾阴思想

脾约，指的是胃强脾弱，脾之功能为胃热所约束，不能为其行津液，从而导致大便秘结。纵观脾约病因病机及论治过程，"脾阴"都是不可忽视的核心问题。此外，脾阴功能正常与否，对脾胃消化功能有重要影响，为历代医家所重视，并不断发展。

一、胃热束脾，脾阴被缚

根据脾约定义，脾之功能为胃热所约束，胃热易于理解，然如何理解此处之脾？即胃热约束脾之何功能？

脾胃相为表里，《素问·太阴阳明论》言："脾与胃以膜相连，而能为之行其津液。"在中医传统藏象学说当中，脾与胃生理位置与功能相互联系，共同主导人体吸收运化功能，因而在脾胃疾病中，两者往往共同致病，其病理因素相互影响，相互制约。胃热伤阴津，脾约定义言其可约束脾之功能，不仅为脾气，亦为脾阴。

结合《伤寒论》第247条言："趺阳脉浮而涩者，浮则胃气强，涩则小便数，浮涩相搏，大便则硬，其脾为约，麻子仁丸主之。"趺阳脉位于足背胫前动脉搏动处，属足阳明胃经，为冲阳穴，常候胃气、胃火。曾在呼吸科遇一个老妇肺部感染控制不好，形体消瘦，体质较差，查体发现足背动脉搏动明显且不流利，遂联想到"趺阳脉浮而涩"，故问其家人患者的大便情况，说许久未有大便，然并无大不适，综合考虑用灌肠治疗，很快病证得以控制；此外，我曾在高铁上偶遇一因磕伤门牙而出血患者，常人早已停止，然此患者血流不止，龈为胃之络，故考虑其有胃热，应采用清胃火之法治疗，于是点刺冲阳穴（足阳明胃经原穴），配以合谷穴（手阳明大肠经原穴），患者牙出血即止，此亦趺阳脉与足阳明胃经关系之明证。

趺阳脉浮为胃火，胃火久可伤阴，而涩则说明患者有气血不足，因血少亦可导致脉道涩滞不利，与水少而河道淤泥堆积如出一辙，瘀血不除则新血不生，加之胃热逼迫津液偏渗膀胱，患者小便数，日久则阴必有所伤，故脾约当为脾阴之功能被胃热所约束，不能为其行津液，也正是胃热、阴伤，又伴津液不布，故患者常伴有腑气不通。

二、脾约之要，医家共鉴

脾胃为后天之本，除脾之阳气外，脾阴对人体维持正常生理功能亦有重要作用。《灵枢·本神》言："脾藏阴。"结合脾阴一词的源流，我们可以判断所谓脾阴，即"脾脏所藏之营"，是脾吸收水谷精微所化生成的营血、津液、膏脂等生理物质，为脾脏进行正常生理活动的重要物质基础；脾阴在《黄帝内经》中初次出现，然并未形成系统学说，《伤寒论》第247条麻子仁丸证开始涉及脾约学说，虽未直言脾阴，然病机实则与之密切相关，受其影响，脾阴逐渐为历代医家所重视，并逐步发展壮大；缪希雍为脾阴学说首倡者，其著作《神农本草经疏》言："胃主纳，脾主消。脾阴亏则不能消，胃气弱则不能纳。饮食少则后天元气无自而生，精血坐是日益不足也。经曰：损其脾者，调其饮食，节其起居，适其寒温，此至论也。不如是则不足以复其脾阴。"使得脾阴学说日趋完善；其后胡慎柔自创"慎柔养真汤"，以白芍、麦冬、五味子及山药等养脾阴之虚；叶天士则在李东垣《脾胃论》基础上，对脾胃学说内容加以补充，提出"脾升胃降""胃阴"学说，为脾胃学说发展作出重大贡献，其胃阴名称虽异于脾阴，然临床证治却与缪氏脾阴思路相类似；吴澄又针对脾阴不足症状创立了理脾阴的治疗思路，其认为在临床上单纯脾阴虚较为少见，常常表现为脾之气阴两虚或与其他脏腑相兼为病，并据此确立了一系列有效的理脾阴之法；张锡纯则提出："治阴虚专责治于脾。"将治疗脾阴之法广泛应用在肺痨、虚劳、泄泻等诸病治疗中。

三、平养脾阴，益胃运脾

医者临证遇到各种消化不良情况，多从脾阳虚及脾气虚角度来进行辨证论治，却往往忽视"脾阴虚"在疾病中所扮演的重要角色。人体运化水谷精微，运化水液，与脾之阳气功能密切，然亦与脾阴有关，若脾阴受缚，同

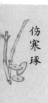

样会导致不思饮食、食后腹胀，还可伴有口干口渴、大便秘结等情况，元代《局方发挥》提到："脾土之阴受伤，传导之官失职。"其说明脾阴在脾胃系疾病中所占重要地位。

我通过临证对脾阴有更为深刻的理解，曾治一鼻咽癌术后放疗患者，食欲不振并伴口干口渴，须随身携带一杯水以缓解口渴症状。从西医学角度来说，此因鼻咽癌放疗导致唾液腺被破坏，口腔内唾液分泌不足，故而有口渴症状。结合患者以往诊治经历，处方中多有补气健脾及理气开胃之药，然食欲不振却未见好转，观其舌红无苔，我决定先解决阴伤问题，考虑患者运化不良，故处方运用平补养阴生津之药如沙参、麦冬及玉竹等。一段时间后，患者复诊来诉，口渴症状虽未缓解，然食欲大增，消化能力有所提升，我恍然大悟，此平补养阴之品所养即为脾阴。患者此时脾阴虚，健脾补气、开胃消食之药并不对证，养阴之药方可改善其脾胃运化情况。临证所用平补养脾阴之药有沙参、玉竹、黄精、麦冬、葛根、天花粉、石斛、白芍等，然切记谨慎使用阿胶、地黄等滋腻之品，因患者脾胃运化功能失调，此类药物会导加重脾胃负担。

临证发现脾阴受损可导致多种疾病，我在治疗脾阴虚之干燥综合征时，常运用补益脾阴之法，方用沙参麦冬汤及生脉散加减，可益气养津，缓解患者阴伤口渴等症状；同时，运用补脾阴治疗脾阴虚之帕金森综合征亦能取得一定疗效，脾主四肢肌肉，患者脾阴亏虚，肌肉失于濡养继而导致其运动功能障碍，养脾阴使脾胃功能恢复，四肢濡养充盛，故而起效。

结语

仲景脾约一证，尤为重视脾阴。除脾之阳气外，脾阴亦为脾胃运化之重要因素，为历代医家所重视。临证不可忽视脾阴虚证，对于阴伤证伴消化不良患者，首先考虑是否有脾阴不足之存在，把握关键，辨证施治。此外，补脾阴在多种疾病中皆可运用，常有意想不到之功，当须对证，效如桴鼓。

第39篇

浅谈茵陈蒿汤临证思路

茵陈蒿汤在《伤寒杂病论》中用治于阳黄和谷疸，后世一直沿用至今，作为治疗阳黄的首选方剂，方中茵陈、栀子、大黄三药相配，使湿热之邪从二便排泄，湿去热除，则发黄自退。该方临证运用广泛，除发黄外，亦可治疗湿热壅滞腑气所致之多种疾病，效用显著。

一、湿热黄疸，茵陈汤佳

《伤寒论》第236条言："阳明病，发热汗出者，此为热越，不能发黄也。但头汗出，身无汗，剂颈而还，小便不利，渴引水浆者，此为瘀热在里，身必发黄，茵陈蒿汤主之。"第260条亦言："伤寒七八日，身黄如橘子色，小便不利，腹微满者，茵陈蒿汤主之。"仲景数语之间，阳黄之病机、辨证要点、临证表现及论治方药已叙述详尽。

茵陈蒿汤所治之黄疸，目前学术界普遍认为其病机为湿热瘀滞在里，熏蒸肝胆，胆汁不循常道，泛溢肌肤从而引起发黄，当为阳黄，而非阴黄，此方在诸多肝胆系统疾病中运用广泛。

我临证曾治一乙肝伴肝硬化患者，有明显黄疸症状，巩膜尤甚，虽已服用诸多抗病毒西药，然肝功能指标，包括黄疸指数一直居高不下，四诊合参，此为典型湿热瘀滞在里之证，遂以茵陈蒿汤治之，同时配合适量活血化瘀及补益肝脾之药。患者服药一段时间复查，各项指标均已恢复正常，黄疸亦退。

二、湿热壅滞，皆可尝试

关于茵陈蒿汤临床证治，除胆黄说之外，亦有脾胃致黄说。异于胆黄说，脾胃致黄说核心思想是脾胃之本色外露，因《黄帝内经》认为脾胃对应之颜色为黄色，其病机主要是湿热之邪，困滞脾胃所引起发黄，此发黄不一定为黄疸，即患者皮肤、巩膜不一定黄如橘子色，有时仅皮肤表现为萎黄。

基于脾胃致黄说，茵陈蒿汤不仅可治肝胆、黄疸类疾病，但凡湿热瘀滞在里引起的诸多皮肤发黄疾病亦可考虑选用。我临证经验发现，此类患者常伴皮肤瘙痒，脚癣，大便黏滞不爽，男性有阴囊潮湿，女性多带下黄臭，运用茵陈蒿汤通利二便、泻下湿热，效果甚佳。

此外，茵陈蒿汤在其他湿热壅滞腑气相关疾病中亦可尝试用之，我临证曾治一毒疹患者，观其皮肤遍布红疹，舌苔异常厚腻，四诊合参，此典型湿热瘀滞在里之证，首选茵陈蒿汤，起效迅速。探其原因，一则茵陈蒿汤通利二便，排湿热力强；二则患者虽非黄疸，然亦病在皮肤，肺主皮毛，肺又与大肠相表里，本方组方中有大黄，可通腑排湿热，故可治此皮肤之疾。

三、活用大黄，一通百通

常有一疑问，茵陈蒿汤组方含有大黄，是否一定要出现便秘方可运用？患者伴有便秘，固然可用此方，然若无便秘，只要辨证为湿热壅滞、腑气不通之证，可能热结旁流，可能黏腻不爽，抑或里急后重等，亦皆可考虑运用。我曾以此方加减治疗一酒客病肠炎患者，大便长期不成型，前医误以理气健脾治之，愈治愈甚，后询问其大便，黏滞马桶，此湿热壅滞腑气之疾，故药后效如桴鼓，大便不稀反干，逐渐正常，此湿热得泻，腑气恢复之理。

临证运用茵陈蒿汤大便得通后，小便亦可随之而利，正如原文提出尿黄如皂荚汁状，此与吴又可之"欲求南风，须开北牖"思想不谋而合，实则就是一通百通的思想。诸多闭塞性疾病，其病因皆可能与大便不通有关，通过通腑气，即可通畅其他脏腑孔窍，如闭经伴湿热壅滞腑气的妇女、湿热下注导致尿道闭塞不通的男性前列腺患者、湿热阻闭鼻窍引起鼻炎流黄涕的患者，若其体质尚可，皆可考虑运用茵陈蒿汤治疗。

结语

茵陈蒿汤为治肝胆湿热黄疸首选，然不仅如此，根据脾胃致黄说，脾胃湿热导致诸多皮肤发黄证，虽非肝胆发黄，亦可用之。此外，以方测证，本方可通利二便排湿热，故但凡湿热壅滞、腑气不通的诸多疾病，同样可考虑运用。当然本方偏于苦寒，脾胃虚寒不可用之，即便湿热为患亦不可长用，临证可序贯给予栀子柏皮汤，或其他健脾和胃、清热祛湿之方，以防他变。对于湿热日久生瘀或血不利则为水的患者，亦可适当配合活血化瘀之品，气分血分兼顾，双管齐下。

第40篇

浅谈阳明虚证之吴茱萸汤

阳明病以实证居多，主要包括阳明热证、阳明腑实证，正如仲景于阳明病提纲中概述："阳明之为病，胃家实是也。"然阳明亦有虚证，仲景常以吴茱萸汤温胃散寒，降逆止呕。认识阳明虚证对临证诊治诸多胃虚寒呕、脾胃受纳功能异常等相关疾病具重要意义。

一、助阳暖土，胃家圣药

阳明病亦有虚证，如《伤寒论》第190条言："阳明病……不能食，名中寒。"第243条亦言："食谷欲呕，属阳明也，吴茱萸汤主之。"此方可针对阳明中寒，浊阴上逆之阳明虚证，由吴茱萸、生姜、人参、大枣4味药组成，其中主药吴茱萸味辛、苦，性热，具有暖胃温脾，降逆止呕之效，《神农本草经》言："吴茱萸，辛温，主温中，下气。"与呕家圣药生姜相伍，暖胃止呕之效相得益彰。《丹溪心法》有左金丸，黄连、吴茱萸按照6∶1配伍，我临证常以此方治疗胃热吞酸，以黄连清胃火，而以吴茱萸暖胃反佐。

二、药食同源，温中暖胃

诸多中药亦为食材，所谓药食同源，吴茱萸汤中吴茱萸、生姜常作为烹饪配料，暖土开胃，增进食欲。除此之外，高良姜、茴香、荜茇、白芷、草果、白豆蔻、蜀椒等亦具有类似之功。借此发现，其实中医温中暖胃作用，临证除促受纳、止呕吐外，亦有以辛温之品调口感、增食欲之意。

三、促纳增食，防治并举

胃与人体五脏六腑关系密切，正如《素问·玉机真脏论》所言："五脏者，皆禀气于胃，胃者五脏六腑之本也。"临证对于脾胃功能虚弱患者，表现为食欲不振、食后复吐，抑或水谷入胃难以吸收、消化，我喜用吴茱萸汤，因其为暖胃促纳之良方，药后患者多食欲大增，吸收消化功能亦有显著改善。

暖胃阳、保胃气在各种消耗性疾病治疗中甚有意义，曾治一极度消瘦胃炎患者，苦于食欲不振、水谷不化，久之腰膝酸软，记忆力下降，性生活亦不协调，求助于我。四诊合参，此肾、胃阳虚，火不暖土，遂以吴茱萸汤加减治疗，暖胃同时温肾，药后患者食欲改善明显，一段时间后体重亦见增长。

我亦喜将吴茱萸汤用于肿瘤治疗中，尤其是放、化疗后，患者食欲不振、水谷不入，久之气血严重不足，免疫力低下，肿瘤容易转移、复发。保障胃气是肿瘤治疗之重点，临证甚至有时患者尚未出现食欲不振、呕吐反胃等胃阳不足之证，亦可提前用之，一则可防患于未然，防止患者随疾病进展而出现中阳虚衰，脾胃功能败坏，二则可增加患者受纳、运化功能，使其食欲振奋，水谷化生有源，气血生成充足，正气充盛则癌症可控，正如《素问·刺法论》所言："正气存内，邪不可干。"三则促进补益药物吸收，因肿瘤患者所用药物多有补益气血阴阳之品，此类药物较为滋腻，用久容易滋腻碍胃，产生耐药，而吴茱萸汤可暖土开胃，有效避免此类不良反应，此外，对于苦寒抗癌中药亦有一定监制作用。

结语

阳明实证居多，所谓"实则阳明"，然亦有虚证，主要表现胃阳虚衰，受纳障碍，食欲不振，恶心呕吐，治疗选用吴茱萸汤等暖胃止呕之方药。结合临证实际，此暖胃思路可增进患者食欲，促进气血生成，对各种消耗性疾病如肿瘤等，具有重要运用价值，正所谓有一分胃气则有一分生机。

第41篇

论少阳病易亦不易

少阳为病，常经腑同病，治疗亦多以柴胡剂类方统治，故易也。然少阳为枢，处于太阳、阳明之间，此半表半里之证最易趁易犯，多见枢机不利、气血不调、疾病兼夹等，临证表现复杂，此少阳病之不易也。

一、少阳易否，决于诸机

就条文分布而言，《伤寒论》中少阳病涉及手少阳三焦、足少阳胆之经腑等，然仲景书写中为保证疾病传变的连贯性，诸多内容已见于其他病篇，故少阳病篇仅有十条条文，内容看似简单，然当与其他相关条文结合研究，方可见其全貌，且少阳范围之广，应用之泛，可谓少阳易亦不易。

就少阳病机特点而言，在少阳病篇，少阳病往往经腑同病，常用小柴胡汤及其类方来治疗，故而容易。然细究《伤寒论》少阳病及后世医家对此之阐述，会发现少阳病其实比较复杂，有邪犯半表半里少阳所引起之少阳病，又有少阳胆郁化火及乘犯引脾胃之证，或伴胃火亢盛、大便秘结不通等问题，或少阳乘犯伤及脾阳，寒痰致咳，还有木火刑金，甚有枢机不利、气滞血瘀等，故杂病丛生，十分不易。

具体而言，小柴胡汤对邪犯半表半里之少阳病有效，亦有较好退热之功；除此之外，还可治疗少阳乘犯它经所致各种病变，如针对少阳横逆乘犯脾胃，小柴胡汤方中所用人参、甘草、大枣即为防治之思路；另其乘犯脾胃后引起之胃火亢盛、大便秘结，以柴胡加芒硝汤、大柴胡汤等少阳阳明兼顾；此外木土不和，少阳乘犯伤及脾阳，引起寒痰致咳，可用柴胡剂加五味子、干姜，后世医家对木火刑金之咳嗽，亦可用黛蛤散，是对少阳犯肺证治之发挥，临证若用小柴胡汤加黛蛤散亦可。

二、少阳肝胆，法不守陈

所谓肝胆相照，关系密切，故往往可互称。后世医家通过反复临证实践，发展出许多肝胆病治疗经验，固然许多医家喜用小柴胡汤，然亦可用其他方药，如疏肝之法，可用柴胡、茵陈、木香、郁金、川楝子等；柔肝养肝可用滋养肝血之品，如芍药、当归、酸枣仁、柏子仁等，还包括乌梅此类偏酸性之药材，因其能够走肝经，从而达到柔肝养肝之目的；针对肝郁日久化火上炎，则可用菊花、决明子、夏枯草、龙胆草等清泻肝火。此外，对于肝阳上亢者，则可用代赭石、灵磁石、龙骨、牡蛎等平肝潜阳；若患者肝火上炎日久，耗伤肝肾精血，引起水不涵木，肝风内动，则可用龟板、鳖甲、龙骨、牡蛎等滋阴潜阳、息风止痉。

针对肝胆病之复杂病机，王旭高提出"治肝三十法"，除一些常见治法外，亦提出搜肝、散肝等较为创新之思路，如搜肝之法，即当外邪侵袭的肝经之时，用搜剔风邪之法来治疗，其言："凡人必先有内风而后外风，亦有外风引动内风者，故肝风门中，每多夹杂，则搜风之药，亦当引用也，如天麻、羌活、独活、薄荷、蔓荆子、防风、荆芥、僵蚕、蚕蜕、白附子。"又如散肝之法，即《黄帝内经》所言："肝欲散，急食辛以散之。"亦有"木郁达之"之意，方用逍遥散。

因肝气易郁，肝喜调达，对于肝气自郁于本经之病变，王旭高先采用疏肝理气之法，若不应，则疏肝通络，对于肝火旺或疏泄久则伤肝阴者，改用柔肝之法，若肝郁较重者，又宜散肝，此时可用辛热之药物，如麻黄、桂枝等，其偏辛偏热之性可通肝气散肝邪，此让我联想到许多肝癌患者因肝郁日久，气滞血瘀从而形成癥瘕积聚，对此我亦常稍加辛温之药，以增加散积之力。

三、少阳多杂，和解效之

少阳枢机不利病机复杂，其中一些表现与经络循行有关系，如有些半身偏瘫、半身出汗，还有对称性器官出现问题，如目赤肿痛，耳聋耳鸣等，《伤寒论》第264条言："少阳中风，两耳无所闻，目赤……"此时亦可用和解少阳之法来治疗。我临证遇到类风湿关节炎患者，多有对称性手指疼痛、胀痛、僵硬等，亦常考虑从少阳论治。

另外，对于情绪不舒引起之抑郁症患者，同样可考虑从少阳论治，从西医学角度讲，可能包括某些神经官能症，其内脏器官检查均无问题，却功能性的出现周身不适症状，此时亦当从少阳论治，正如程钟龄《医学心悟》所言："若少阳证多者，必从少阳和解为先，小柴胡汤。"我临证遇此类疾病，常用四逆散、小柴胡汤等组方，同时配伍茵陈、川楝子、香附等药，共奏疏肝理气、和解少阳之功。

此外，和法治疗范围广泛，在《伤寒论》合病治疗中，当太阳、阳明病较轻时，以小柴胡汤和解少阳同时，亦可外调太阳，内和阳明，如第99条三阳合病小柴胡汤主之，或第229条、第230条少阳阳明合病小柴胡汤主之，此皆它经病比例较轻，而以少阳为主；而对于第148条"半在里半在外"之阳微结证，亦可以小柴胡汤和解枢机、宣通内外，本方既能透达在外之表邪，又能清解在里之郁热，尚可调和胃气以通大便，使郁热得泄，则表里之证随之而解。正如周学海在《读医随笔》中所言："和解者，合汗、下之法，而缓用之者也。"不仅如此，其亦认为"凡用和解之法者，必其邪气之极杂者也。寒者、热者、燥者、湿者，结于一处而不得通，则宜开其结而解之……平其积而和之"。总之，和法不仅可和解枢机，亦可有解表通里、寒热平调等多种治疗作用，以恢复人体正常枢机，使气血条达，邪有出路。

结语

少阳为枢，病机复杂，病位涉及各脏腑经络，证候表现纷扰，常伴各系统疾病，然其往往经腑同病，临证探究主要病机，抓住主证，则可以小柴胡汤类方统治，此即少阳虽不易却又易。当然亦不可拘泥，后世以和法演化，产生诸多方药，虽非仲景原方，却含其意，若能经方、时方相合，并以此法度再创新方，临床证治思路必将源源不绝。

第42篇

论少阳常气郁血结

谈及少阳病，多数人会联想起枢机不利、肝郁气滞等以气滞为主的病证，气滞日久可致血瘀，因此少阳病往往出现气郁血结的症状，即所谓"久病入络"，临证许多疾病常因肝脾不和久而成瘀，甚至形成癥瘕积聚。故辨治少阳病时除疏肝理气、和解枢机外，亦可适当加入活血化瘀之品，气血同调。

一、少阳为枢，病常乘犯

"少阳为枢"源自《素问·阴阳离合论》所言："是故三阳之离合也，太阳为开，阳明为阖，少阳为枢。"王冰注："夫开者，所以司动静之基；阖者，所以执禁固之权；枢者，所以主动转之微；由斯殊气之用，故此三变也。"可见"少阳主枢"意为"枢转之机"，是沟通人体阴阳气血、表里上下之枢纽。

少阳为枢，气机易结，且易乘犯，往外犯太阳，则太阳少阳两感，柴胡桂枝汤等可治；往里可犯阳明，少阳胆热侵及胃肠，则少阳阳明合病，根据阳明程度，可以小柴胡汤、大柴胡汤及柴胡加芒硝汤等治疗；亦可伤及脾胃，木邪乘土，柴胡桂枝干姜汤、柴胡桂枝汤等可治。此乘犯之特征，即为少阳为枢之体现，亦为气滞血瘀之前兆，若不及时控制，则可瘀血内结而病情加重。

二、枢机不利，气郁血结

少阳为病，或胆火内郁，或三焦不利，皆易气滞血瘀。其中，若邪犯少阳，气机疏泄失常而致胆火内郁，气滞则血瘀，而火热迫血妄行亦可成血瘀之证；若三焦不利，气机枢转不畅，津液代谢失常，可致气滞、痰浊，久之同样会导致血瘀阻滞。

此外，根据少阳病的特点，少阳枢机不利，乘犯其他脏腑，也易导致气滞血瘀。以此推知，若其乘犯太阳、阳明则有可能会演变为蓄血证，而病及太阴则可能导致寒凝、寒痰成瘀等。

正如戴思恭所言："气郁者，胸胁痛，脉沉涩。"其提示少阳之病，始于气郁，气郁病位在肝，肝位于胁下，其经布胸胁，而脉沉涩即预言气郁有向血瘀转变之机。我临证遇许多妇科疾病如乳腺增生、乳腺结节等，患者常伴有胸部胀痛、情绪抑郁等症状，女子每多忧思愤怒，又多焦虑，气郁占多数，气滞日久会导致血瘀，更有甚者，形成癥瘕积聚，为西医学所谓结节、肿瘤等病症。

甲状腺结节、甲状腺癌患者亦是如此，临证所遇此类患者往往长期情绪抑郁，焦虑不安，再如因多年工作、生活等压力发为肝癌患者，皆由肝郁气滞、久病入络所致，故临证常劝阻患者注意调畅情志，缘由大抵在此。

三、善用和法，调治血证

针对少阳枢机不利，仲景提出以和法作为治疗原则，同时，亦意识到少阳病常伴瘀血证，如《伤寒论》第96条小柴胡汤证条文中，除描述少阳枢机不利外，亦言"或胁下痞硬"，即是对少阳常气滞血瘀之明证。故在临证应用和法调畅气机的同时亦可配合化瘀和血之法，我在治疗少阳病时，常以小柴胡汤加桃仁、红花、当归，丹参，延胡索等，和解化瘀，甚至有时患者可能尚未出现瘀血证候，亦可提前用之，使瘀血无以留滞，寒热亦去。

临证多种方剂亦兼顾理气与活血，如《太平圣惠方》之金铃子散，由川楝子和延胡索组成，川楝子为君药归少阳经，有疏肝行气止痛之效，延胡索为臣药有行气活血之效，即考虑到气滞可致血瘀的趋势；再如《医宗金鉴》之颠倒木金散，文言："胸痛之证，须分属气、属血、属热饮、属老痰。颠倒木金散，即木香、郁金也。属气郁痛者，以倍木香君之。属血郁痛者，以倍郁金君之。为末，每服二钱，老酒调下。"木香即是考虑气郁，郁金则是考虑血结。

亦有《医林改错》名方血府逐瘀汤，可治瘀血内阻胸中之证，胸中为气之宗，血之聚，肝经循行之分野，胸中瘀血阻滞，气机不畅，清阳不升，故胸痛、头痛，痛如针刺而有定处，瘀血日久，肝失条达，故急躁易怒，方由调理肝气之四逆散及活血化瘀之桃红四物汤组成，即充分考虑到气滞血瘀问题。

结语

少阳病常为气滞血瘀之证，此由少阳之特性决定。临床治疗亦需灵活加减，守仲景和之法度，善用小柴胡汤，遵古而不泥古，通过运用小柴胡汤调理少阳而达到运转枢机、通达三焦、调和气血阴阳之目的，而在有血结的情况下，则可适当配合活血化瘀之法，以达调肝化瘀理气血之功。

第43篇

浅谈"但见一证便是"内涵

《伤寒论》第101条言:"伤寒中风,有柴胡证,但见一证便是,不必悉具……"其认为"但见一证便是",为中医辨证论治提供了思路,但仔细想,不禁会产生几个疑问,"但见一证便是"中的"一证"指的是什么证?为何仲景要提及"但见一证便是,不必悉具"?这句话在临证中有什么现实指导意义?

一、证随本质,以症启证

何为"一证"?围绕"但见一证便是"中"一证"所指具体情况或症状,历代医家有许多不同看法,清代陈修园认为"一证"是指《伤寒论》第263条言:"少阳之为病,口苦,咽干,目眩也。"即少阳病之提纲;程郊倩对此进行发挥,认为是"口苦""咽干""目眩"其中之一;刘栋等学者认为"一证"是少阳病小柴胡汤四大症之一,即"往来寒热,胸胁苦满,嘿嘿不欲饮食,心烦喜呕"其中一个;成无己则认为第96条中诸或然症也应包含在内,即"一证"范围除四大症外,还包括胸中烦而呕、渴、腹中痛、胁下痞硬、心下悸、小便不利、不渴、身有微热及咳这些症状;恽铁樵甚至认为"一证"就是指"往来寒热"这一个症状。以上各种观点都有道理,临证有时出现某一特殊症状时,虽可能的病机众多,然却可启迪我们直觉思维,对辨治疾病具有一定参考价值。

然医者临证时遇到的患者可能症状复杂,当辨析证候本质,懂得取舍,正如仲景所谓"不必悉具",即不必待诸多典型症状悉备,以免贻误病情。我临证用小柴胡汤治疗偏头痛,就是从少阳经脉循行于人体一侧来考虑处方用药的,有时亦用小柴胡汤治疗半身疾病,如中风偏瘫、半身汗出,即考虑该方能和解少阳枢机,而这些患者有时并未出现少阳病提纲的症状或小柴胡汤四大症。

此外，"但见一证便是"虽在少阳病提出，然却适合于六经病乃至整个辨证论治体系，在其他疾病中，亦有相应特殊症状，对临证具有一定提示意义，如提及"从心下至少腹便满而痛不可近"，则常可能为大结胸证；患者出现大便"初头硬，后必溏"，则脾虚或脾弱胃强者居多；提到"喜唾"，则多会考虑脾阳虚伴水饮之证，此外，我临证遇到肥胖或饭后嗜睡患者，就会想到是否为脾虚痰湿证。此皆为"但见一证便是"以症启证的具体体现。当然，此虽为常见情况，然并非绝对，最终须落实至具体证候。

二、治法选方，证据强弱

"但见一证便是"还有一层重要的内涵，即强调某些症状作为临床选方依据的充分性。临证任何症状都是辨证选方的依据，但不同症状的证据强度不同，因此临床实践中，只要证据强度高、依据足够充分，即便只有一个症状，依然可作为选方根据，如四逆散证，原文以四肢逆冷作为主要临床表现，就单手足凉而言，涉及方剂甚广，难据此判断为四逆散证，故单此症状证据强度不足，然本方脉象却有独特之处，由于此类患者病机表现为气机郁滞于内，不能达于四末，故而出现手足逆冷的症状，其脉象多见弦脉。同时由于气郁于内，则脉轻取不得或轻取无力，而沉取力足，按之力量不减反增，应指明显，所以在辨证时须找出诊断证据强的症状。

另一方面，患者症状虽多，然无特定症状能为选方提供足够充分依据，则以证据强度相对较高者为指导。我曾治疗一妇科肿瘤患者，消瘦，面色苍白，脉弦细，前医都以扶正补益气血为主治疗，然越愈补愈甚，找我就诊时，患者虚实症状诸多，无意谈及转矢气后感觉舒服，于是抓住此线索，想起《伤寒论》中用小承气汤转矢气以方测证，以判断腑实的思路，虽患者有正虚病机，然亦有腑实证候，加之前医补益失败经验，故合理筛选，大胆运用通腑气之法，药后患者诸症大为改善。此病案中，根据主症转矢气而考虑到患者腑气不通，并随之运用承气汤治疗，即是多症中，根据证据强弱分清主次症状的思路。

三、症少难断，逐级排除

"但见一证便是"亦有排除诊断的思路。一般来说，我们临床辨证是采用加法，即把所有症状叠加起来，以取得辨证的最佳诊断，然却并非一味加法，亦可减法。有时患者临床症状可能很少，但并不意味束手无策，此时临证时需根据少量临床症状，把可能出现的多种情况进行集合，推测出患者可能会出现的病证范围，然后采取排除法逐渐辨析出相关结论，此即减法思路。若实在线索过缺，有时甚至要采用试探性治疗的方法，最终明确患者证候。

如失眠，我临证有时遇患者来门诊主诉仅有失眠，其他证候特征不明显，没有肝郁、阴虚及心肾不交等证候的典型临床症状，须对此病各证候特征做到心中有数，通过对病史、四诊细节、治疗后反应等一系列资料进行分析，从证据最弱的证候开始排除，逐级找出最有可能的诊断，并采取相应的治疗。在证据严重不足之时，我的经验是从疏肝解郁、养心安神开始试探，所用亦为相对平和之药，以免有碍胃气，而致"胃不和则卧不安"。

四、治抓主证，随证加减

个人认为，"但见一证便是"可能为仲景抓主证的思想，有时患者同时有多种证候兼夹，然某一证候比例居多，则当以此主证为治疗主线，如三阳合病可以白虎汤治疗，亦有以小柴胡汤治疗，此因三阳病证比例偏重不同，故证治亦不同，以《伤寒论》第99条三阳合病治从少阳为例："伤寒四五日，身热恶风，颈项强，胁下满，手足温而渴者，小柴胡汤主之。"患者身热恶风，颈项强，属太阳表证；胁下满，属半表半里之少阳证；手足温而渴，属阳明里证。从证候而言，本条有三阳经病变，然相对于太阳、阳明，少阳经证候特征更为明显，其余两经则稍轻，在此情况下，少阳才是本病的主证，故而抓住主要矛盾，以小柴胡汤和解为治，且此方和解少阳的同时，亦可外调太阳，内和阳明，使枢机运转而表里上下宣通畅达，则三阳之邪均可得解。

类似于此，仲景在治少阳阳明合病时，当患者阳明病证之程度较轻，表现为"大便溏""小便自可""舌上白苔"，则以小柴胡汤治之，此即抓主证之思路。我临证曾治一突发左侧听觉障碍患儿，自诉有朦胧感，内镜检查示左耳道充血水肿，受《伤寒论》第264条"少阳中风，两耳无所闻"的启示，当属少阳病。此外，其大便虽一周未行，然舌苔如常，无黄燥、厚腻等，此典型少阳阳明合病，并以少阳病证为主证，遂以小柴胡汤治之。患儿服药一周，病证消失，复查内镜亦恢复正常。

再如《伤寒论》第36条言："太阳与阳明合病，喘而胸满者，不可下，宜麻黄汤主之。"此刻太阳阳明合病，然以太阳为主，故以解表之麻黄汤为治疗主线，注意此为抓主证，而非抓主症，如《伤寒论》第32条言："太阳与阳明合病者，必自下利，葛根汤主之。"《伤寒论》第33条言："太阳与阳明合病，不下利，但呕者，葛根加半夏汤主之。"患者虽表现出"下利""呕"这些阳明胃肠症状，然基本病机尚以表证为主，此由于表邪侵袭所引起正气抗邪，不能顾护于里而里气升降失常，正因主证依然是太阳，故仍以麻黄、桂枝等组成解表达邪为主的葛根汤及其类方治疗，其中葛根解表亦可升阳止泻，兼顾患者下利。此外，患者毕竟有呕吐，故加半夏降逆止呕，此皆为抓主证治疗基础上的药物加减。

抓主证的思想在桂枝加厚朴杏子汤证治中亦有体现，因本证主要证候为太阳中风证，故以桂枝汤治疗为主，然毕竟有喘，故加上厚朴、杏子更好，即仲景所谓"加厚朴杏子佳"，亦为抓主证基础上的兼顾之法。

由此可看出，辨析主证不仅能简化辨证论治，其更重要的意义在于指导临证配伍组方。依主证确定君臣佐使的组方之法，不仅有的放矢，针对性强，而且方义明了，便于理解掌握，尤适于初学者。盖中医君臣佐使的定义虽全面严谨，却稍显复杂，恐不易于掌握，如若依主证立法处方，则君臣易定位，佐使便安排。

同时须强调，"但见一证便是"抓主证的思路，在临证需要医者具有一定探索精神，有时候亦有概率学的内涵，甚至有"医者意也"之意，但并非盲目，而是在大概率资料前提下的最终选择，须医者具有丰富临证经验，方可取舍有度。

结语

"但见一证便是"为仲景灵活用药之体现，在临床治疗过程中，有时各类疾病证候表现复杂，典型症状较为少见，此要求医者能够见微知著，审察病机，抓住主证，从而能正确处方用药。临证要把所学知识，灵活运用，既不能犯教条主义，也不能因"但见一证便是，不必悉具"而轻率诊断、随意治疗，其中技巧须用心体会，方能熟练掌握。

第44篇

关于少阳脉弦细临证思路探析

《伤寒论》一书，虽非脉学专著，却极其重视脉象，"观其脉证，知犯何逆，随证治之"的治疗思想贯穿于疾病辨治各环节。少阳之病，脉弦而细，当以小柴胡汤治之，然脉弦细非少阳病所特有，亦可因气血不足所致，临证当仔细辨析，误治则易柴胡劫肝阴，加剧病情，变生他病。

一、病脉弦细，辨证为先

《伤寒论》第265条言："伤寒，脉弦细，头痛，发热者，属少阳。"弦细脉为少阳病之主脉。脉弦者，端直急劲，如按琴弦，主肝胆病、痰饮、诸痛、疟疾等，如《伤寒论》第100条言："伤寒，阳脉涩，阴脉弦。"少阳经气不舒，胆气不利，邪气滞肝，疏泄失常，郁而化火则其脉偏弦；脉细者，细若丝线，然应指明显，主气血两虚、诸虚劳损等，如《伤寒论》第351条言："手足厥寒，脉细欲绝者，当归四逆汤主之。"患者血虚甚重，故脉细。

少阳为枢，居于半表半里，血弱气尽，腠理开，邪正交争发为少阳病，治以小柴胡汤和枢机、解郁结、顾气血。全方和解表里，升清降浊，通调脏腑，枢转少阳，扶正祛邪，在药味上寒热并用，在治法上攻补兼施，攻而不伤正，补而不留邪，贴切少阳脉弦细之机，实为少阳病和解之良方。

然脉弦细者，并不一定是少阳病，亦可能为气血不足之证。我临证遇气血不足女性，脉象偏细，再加之皮下脂肪少，其脉亦偏弦，此易与少阳之脉弦细相混淆，须有所鉴别。气血不足者，面色多萎白无华，常感头晕目眩，四肢倦怠，气短懒言，心悸怔忡，或伴有食欲不振，饮食减少，治当补益气血，《伤寒论》中小建中汤、炙甘草汤皆可为用，而后世之八珍汤、四君子汤、归脾汤、四物汤等亦可为之，诸药合用，阴血足则血脉充，阳气旺则心脉通，气血调和，阴阳得复，弦细得缓。

二、气虚血亏，柴劫肝阴

"柴胡劫肝阴"之说由来已久，温病大家叶天士在《三时伏气外感》中曰："若幼科庸俗，但以小柴胡去参，或香薷、葛根之属，不知柴胡劫肝阴，葛根竭胃汁，致变屡矣。"王孟英在《温热经纬》中亦有所印证："幼科一见发热，既以柴葛解肌，初不究其因何而发热出也。表热不清，柴葛不撤，虽肝风已动，瘛已形，犹以风药相虐，亦不慎乎。此叶氏以有劫肝阴、竭胃汁之切戒也。"由于小儿为纯阳之体，阴虚者居多，易动肝风，若服用大量柴胡，肝阴愈伤，肝阳愈亢，肝风愈动。

叶天士在《临证指南医案·肝风》中云："故肝为风木之脏，因有相火内寄，体阴用阳，其性刚，主动主升。"肝为刚脏，刚强躁急，宜柔而不宜伐，肝体得柔，其气自疏。肝以血为体，以气为用，血属阴，气属阳，故肝脏"体阴而用阳"。气血相和，一阴一阳互根互用，肝藏血濡养全身，制约肝之阳气升腾，使之冲和条达。疾病状态下，肝常表现为"阳常有余，阴常不足"，故治肝之病，时须顾护肝阴。

然柴胡者，苦辛微寒，味辛而能散能行，味苦而能燥能泄，柴胡入肝，阳气布散，生风动火，风火两阳相劫而耗伤阴液，以致阴伤重症，此乃"柴胡劫肝阴"也。张景岳在《本草正》中解释道："柴胡之性，善泄善散，所以大能走汗，大能泄气，断非滋补之物，凡病阴虚水亏而孤阳劳热者，不可再损营气，盖未有用散而不泄营气者，未有动汗而不伤营血者。营即阴也，阴即虚矣，尚堪再损其阴否。"

我曾治一女性患者，脉弦细，以少阳病论治，开具柴胡剂，然来复，言其素来无痛经，服药后却出现，且月经量较之以往偏少，恍然意识此气血不足患者，用柴胡剂后，更伤肝血，不能充盈冲任，此即为柴胡截肝阴。此患者虽脉弦细，却并非一定是少阳证，亦可能是气血不足之脉，误用柴胡加剧肝血不足；再者，即便此患者确有肝气郁滞，少阳枢机不利，亦当慎用柴胡，正如《伤寒论》第100条言："伤寒，阳脉涩，阴脉弦，法当腹中急痛，先与小建中汤；不差者，与小柴胡汤主之。""阳脉涩，阴脉弦"就是指少阳伴有气血不足，不可先用柴胡剂，否则劫肝阴更耗气血，而应给予小建中汤补益气血为先，临证当以此为鉴。

除月经量变少外，柴胡劫肝阴引起的肝血不足亦可有其他阴伤表现，如肝血无以濡养眼睛，可致视物昏花、两目干涩等；无以濡养肢体筋脉，可致筋脉拘急、屈伸不利、肢体麻木乏力等；无以制约肝阳，可致肝阳上亢、化火生风，出现性情急躁、面红目赤、头晕目眩等。故医者临证气血不足患者运用柴胡剂时须谨慎，若患者气血充盛，则辨证运用柴胡无虞。

三、肝郁血虚，滋疏相合

柴胡虽劫肝阴，然通过合理配伍，可趋利避害。我曾治一肿瘤患者，放化疗后肝郁不舒，且气血严重亏虚，脉象弦细，诸医见此脉象只见其肝，投以柴胡剂。诚然，肿瘤患者常因情志不畅，肝郁气机阻滞，柴胡为疏肝理气之良药，然其气血不足亦不容忽视，贸然服用柴胡会导致劫肝阴，以致肝血损伤，疾病变化。

临证对于气血不足兼有肝郁气滞的患者，我常用茵陈来代替柴胡，因其劫肝阴较柴胡缓和，此用药思路为张锡纯所倡，其代表方镇肝熄风汤即是如此；然若非用柴胡不可，则常佐以柔肝养血药，如鳖甲、芍药、当归等，使柴胡奏疏肝解郁之功，而无劫肝伤阴之虞。

中国古典文学巨著《红楼梦》中的王太医为林黛玉诊病，亦是用了鳖血拌柴胡，以防劫肝阴之弊。林黛玉自幼体弱多病，患有肺痨，素体阴血不足，阴虚火旺，来到贾府以后心思敏感的她自觉寄人篱下，孤苦无依，再加上与贾宝玉爱情的坎坷，终日多愁善感，郁郁寡欢，以致肝失疏泄，气机阻滞，王太医一语中的："六脉皆弦，因平日郁结所致。"久之肝阴暗耗，母病及子，心气损伤而心悸、多梦、易动气、多疑多惧，此时用柴胡疏肝必有劫肝阴、动郁火之弊，加剧肝阴的损耗。王太医以鳖血拌炒柴胡，柴胡得鳖血之制，则无散泄之害，而鳖血得柴胡以和，则无壅滞之虑，两药合用，相得益彰。

仲景凡用柴胡，常佐以养阴药，以甘缓育阴养血之药以益肝体，使其用条达和畅。如四逆散、大柴胡汤中配伍芍药，小柴胡汤、柴胡加芒硝汤、柴胡加龙骨牡蛎汤中配伍人参，柴胡桂枝汤中配伍人参、芍药，柴胡去半夏加栝楼汤中配伍人参、栝楼根，柴胡桂枝干姜汤中配伍栝楼根，鳖甲煎丸中配伍人参、芍药、阿胶等，薯蓣丸中配伍人参、芍药、山药、当归、干地黄、麦冬、阿胶等。历代医家对此亦有所心得，如逍遥散中配伍白芍、当归、甘草等，柴胡疏肝散中配伍白芍、甘草等，柴胡疏少阳之郁，当归、白芍、甘草养少阳之体，两相结合，以防劫肝阴。

张锡纯在《医学衷中参西录》治疟疾方中就注重柴胡的配伍，防患于未然，其曰："又柴胡为疟疾之主药……若遇阴虚者，或热入于血分者，不妨多用滋阴凉血药佐之；若遇燥热者，或热盛于气分者，不妨多用润燥清火之药佐之；是以愚治症疾有重用生地、熟地治愈者，有重用生石膏、知母治愈者，然方中无不用柴胡也。"

结语

医者临证遇脉弦细者，不可贸然投以柴胡，当四诊合参，仔细辨证，谨防气血不足者，肝阴损伤更甚。若遇肝郁血虚者，不可拘泥于"柴胡劫肝阴"之说，而将良药束之高阁。遇肝郁血虚者用柴胡疏肝时，可以茵陈代柴胡，或佐以养阴药，取其利而制其弊，滋疏相合，一收一散，收不滞气机，散不伤肝阴，当无劫肝阴之弊也，一举两得。

第45篇

从少阳阳明合病证治谈"方证相应"

《伤寒论》少阳阳明合病证治多元，除常见用大柴胡汤之外，亦有小柴胡汤、柴胡加芒硝汤，甚至承气汤类，归根究底在于证治量化不同，这就对我们传统"方证相应"提出了疑问，所谓"有是证用是方"在此似乎存在一定局限，即有是证未必用是方，为此本章通过举例思辨方式，探析"方证相应"相关问题。

一、方证相应，辨治捷径

"方证相应"在漫长的中医历史中早有根基，历代名家对此思想有不同认识，然各家论述皆不全面、各有偏颇，亦鲜有对此进行直接、具体、全面阐述，而多在论述中字里行间透露，即便如此，仍传递着"方证相应"之火种。

"方证相应"关系之确立，从民间草药治病经验，到单方、验方临床验证，皆来源于实践。可以这样说，此过程本身就是一个探寻药物、方剂与其主治病证相对应的过程，也是方证相应思想在临床实践和验证过程中逐渐成熟、规范的经历，是一个长期积淀，在很多情况下，方与证合方能有显著疗效。

《伤寒论》共有方剂112张（有时亦有113方之说），也就具有112个方证，加之后世亦有很多名方，以此方法类推，我们可以形成一个庞大的方证辨析体系，为临证提供了快速有效的辨治思路。因此，医者掌握方证、明确各方配伍的意义，是学习《伤寒论》之重点，对临证有重要的指导意义，对提高辨证速度及准确性皆有一定的帮助。尤其是初学者，可通过方证辨证而快速上手，抓住患者主要方证，便可运用相应治疗的方药。

二、少阳阳明，治有偏颇

然方证未必相应，以少阳阳明合病证治论述之。提及少阳阳明合病证治，多涉大柴胡汤，此确为少阳阳阳明合病代表方，所治"呕不止，心下急，郁郁微烦"，大便则可出现便秘、热结旁流、里急后重等各种情况。然《伤寒论》中治少阳阳明合病方药不止于此，如小柴胡汤，此时会有质疑，小柴胡汤所治少阳病，何以治少阳阳明合病？此在《伤寒论》少阳病篇已有确定，只不过此时阳明病比例较轻，腑热实证程度不及大柴胡汤，正如《伤寒论》第229条所述"大便溏"，此"大便溏"不应理解为拉稀，而该理解为"不硬"，同时患者"小便自可"，则可排除小便短赤情况，皆提示患者阳明病不甚；又如第230条指出患者虽"不大便而呕"，然"舌上白苔"，若腑实重，其舌苔当为黄腻苔或黄苔，故舌苔亦是对阳明腑实程度的提示，此情况可用小柴胡汤和解少阳，同时内调阳明，紧接着此条文又言："上焦得通，津液得下，胃气因和，身濈然汗出而解。"即用小柴胡汤调畅人体气机之后，津液可正常输布，从而滋润肠道，促进大便排泄，为调气以通腑之法，此通腑并非如大黄、芒硝之直接，而为针对气滞腑闭而言的药后反应。有些患者由于工作、学习压力大，或因失恋、失业、家庭不和等原因引起情绪欠佳，久之则可能出现大便不通，而当此致病因素消失，则大便亦随之通畅，以小柴胡汤调理气机，和解枢机，所治之少阳阳明合病即是此理。

另有治少阳阳明合病之柴胡加芒硝汤，据《伤寒论》第104条之意，患者用丸药攻下后，胃肠燥实已排，然尚有潮热，故用小柴胡汤同时加入清阳明热之芒硝，现代诸多教材或注解多认为柴胡加芒硝汤偏于和解并泄热，即针对少阳伴有阳明燥热而言。

从我临证所见，又有不同的看法，小柴胡汤和解少阳退热，配以芒硝加强泄热之力，然芒硝攻下作用甚猛，甚至有些饮食偏少的患者，胃肠内容物不多，然因疾病所需攻下泄热，用大黄等泻下无助，而用芒硝却依然可排，只不过排出多为水湿，此因其增加肠道渗透压，促进肠壁水分透入肠道而暴力排便。为加深认识，常让学生尝试少量同等剂量的大黄、芒硝（脾胃虚弱者除外），来诉芒硝攻下作用更强，嘱其不可久服。

既然如此，仲景运用柴胡加芒硝汤，难道仅为泄热？个人认为极可能为误解。盖此少阳阳明合病患者已用丸药泻下，肠道空无一物，所谓丸药，为汉代强烈泻下作用的药物，如甘遂、大戟、芫花等寒下，又有巴豆等温下，此时再要排便泄热谈何容易，若用含大黄之大柴胡汤等定无济于事，只可用和解少阳并暴力泻下之柴胡加芒硝汤，方可奏效，虽仅排出水分，然毕竟可泻，此与上述饮食偏少但仍需攻下泄热的患者用芒硝之理相类似。此为我临证感悟，仅为一家之言，望读者探讨。

从此可发现，少阳阳明合病，虽病证相同，但随着少阳和阳明比例不同，其治疗亦不同，此即为量辨思想，临证当把定性辨证和定量辨证结合，方可见辨证论治全貌，而方证对应亦须以量为参，不可机械。

三、证同方异，量化根本

柯韵伯所言："仲景之方，因证而设，非因经而设，见此证便用此方，是仲景活法。"看似非常有理，实则陷于机械，存在一定弊端，有时甚至会局限中医辨治思路。虽古今学术界多提"有是证用是方""但见一证便是，不必悉具"，强调方证对应，然有时未必完全如此，同样需要考虑证与治的程度问题，即我们经常所述之"量"，所谓证虽相同，方随量变。

除上述少阳阳明合病证治外，《伤寒论》中多处体现证同方异之量辨思想，如同样是瘀热互结证，仲景根据患者瘀热互结程度及瘀、热比例之不同，选方亦有差异，其中热为主以桃核承气汤，瘀为主则抵当汤，而瘀热较轻亦可用抵当丸，此即证量方药之不同；又如外有风寒、内有郁热之外寒内热证，寒热较重者可选用大青龙汤，而较轻者则可运用桂枝二越婢一汤；再如小承气汤与厚朴大黄汤所治之证，均可为阳明腑实，气滞热结，且两方皆由厚朴、大黄、枳实组成，然两方药物用量却不相同，《伤寒论》小承气汤以潮热、谵语、大便不通为主证，证候特点偏于热结，用大黄四两以通腑泄热，仅用厚朴二两，枳实三枚行气消胀，而《金匮要略》言："痛而闭者，厚朴大黄汤主之。"此厚朴大黄汤三药用量为厚朴八两，大黄四两，枳实五枚，以腹痛大便不通为主证，证候特点偏于气滞热结，方中厚朴，枳实用量均大于小承气汤，以达行气止痛、泄热通便之功。所以方证对应有时存在一定辨治局限性，有固化辨证、机械辨证之嫌。

四、一方多证，所治有别

《伤寒论》之方证，有一方一证者，亦有是一方多证，应用范围广泛。

如五苓散证，在太阳病篇是以脉浮发热、消渴、小便不利之蓄水证立论，病机为膀胱气化不利，水气内停，而在霍乱病篇则以脾土寒湿，胃肠紊乱为治。再如吴茱萸汤，分立三经，可治阳明，《伤寒论》第243条言："食谷欲呕，属阳明也，吴茱萸汤主之。得汤反剧者，属上焦也。"可治少阴，《伤寒论》第309条言："少阴病，吐利，手足厥冷，烦躁欲死者，吴茱萸汤主之。"亦可治厥阴，《伤寒论》第378条言："干呕，吐涎沫，头痛者，吴茱萸汤主之。"故方与证之间，并非一定对应，有时一证对应多方，而有时一方亦可对应多证，临证时还要善于变通，具体情况具体分析。

此外，《伤寒论》中方证对应，同样不能忽略煎煮方法与证之对应，此因素亦会影响方药治疗作用，导致同方所治有别。以大黄黄连泻心汤为例，此方在《伤寒论》中针对邪热与无形之气搏结而成热痞证，以麻沸汤渍其须臾，分温再服，取其气，薄其味，治无形热痞而不伤正气，而在《金匮要略》中则以水煎顿服，取其味厚而直泻血分之火热，以治血中热盛、迫血妄行所致之吐血、衄血。

五、理法为基，方药多变

谈及"有是证用是方"，医者临证更须重理法，而非单纯方药，理法为仲景学说之精髓，懂理法则万变不离其宗，有是证未必用是方，甚至重新组方，活学活用，变化无数，如桂枝汤证治鼻鸣问题，有医者临证喜用此方治疗过敏性鼻炎等鼻窍不通的疾病，即取宣肺通鼻窍之思路，有时候亦可用性味相似药物代替，如苍耳子、辛夷、白芷、细辛等，亦可奏效，苍耳子散即是如此，所治之时虽未用桂枝汤原方，却有共同治法思路，此即跳出方之本身，而更重视理法，由此可见证与方不一定须对应，与理法对应即可。

我临证常用时方、时药治疗诸多疾病，学生多有疑问，认为非仲景经方之思路，实则谨遵仲景理法，用时方、时药来协同或替代原方，在疗效不改情况下，一则伺机加减，二则避免耐药。我曾治少阳阳明合病患者，本可运用大柴胡证，然针对江南地区多湿热之特点，而喜用吴又可之达原饮，本方温病学派认为可治疗邪伏膜原证，从其药物组成来看，亦能和少阳、清阳明，且兼顾湿热及阴伤，有些情况下更符合临床湿热证候特征。

结语

　　"方证相应"是仲景常用辨治思想，医者临证须强调辨析主证，并以相应方药为治，对诊治疾病具有积极意义。然非绝对，医者临证不可过于拘泥"有是证用是方"，由于证候量的差异及方药本身的特点，常可见一证多方或一方多证，即方证未必对应，其本质实则据于理法，常须识此，灵活变通，审时度势。

第46篇

大柴胡汤证 "下利" 问题刍议

大柴胡汤是《伤寒论》中治疗少阳阳明合病的代表方，方中除有和解少阳之小柴胡汤影子外，尚有大黄、枳实等通下降气之药，故很多初学伤寒者易觉本方所治患者必有大便秘结、腑气不通之症，然仔细研究《伤寒论》原文，我们却发现，仲景并未有此明确说法，正如《伤寒论》第103条言："太阳病，过经十余日，反二三下之，后四五日，柴胡证仍在者，先与小柴胡汤。呕不止，心下急，郁郁微烦者，为未解也，与大柴胡汤下之则愈。"又如第136条言："伤寒十余日，热结在里，复往来寒热者，与大柴胡汤下之，则愈。"此两条文中"下之则愈"及"热结在里"与大便不通没有必然联系，恰恰相反，仲景在第165条中却谓："伤寒发热，汗出不解，心中痞硬，呕吐而下利者，大柴胡汤主之。"下利却用大柴胡汤，此为何因？目前学术界多认为通因通用，笔者认可此说，并通过临证实践，发现仲景在《伤寒论》大柴胡汤条文中不提大便不通，有其深刻道理，简述如下：

一、热结旁流，责之腑实

《伤寒论》中关于热结旁流的描述众多，患者虽在下利，然皆因肠腑燥屎内停，邪热迫肠所致，故运用承气汤类方通因通用，是仲景辨证论治思想的具体体现，如《伤寒论》第105条之调胃承气汤，《伤寒论》第242、256及321条之大承气汤，第374条之小承气汤。

大柴胡汤所治少阳阳明合病，少阳之热与阳明腑实相协，逼迫肠液下泄，其下利程度不亚于单纯阳明腑实证所致，然虽亦属于热结旁流，须兼顾少阳小阳、弱阳之特点，故其选用大黄、枳实泻下，且相对于三承气汤中大黄四两用量，本方运用大黄仅为二两，且加之芍药柔肝养脾阴，兼顾肝脾阴血损伤的特点，此仲景用药全局观的体现。除此之外，小剂量运用泻下之药治疗下利，亦有试探性治疗的作用，若下利转愈，则说明方药对证，反之则可避免虚虚之弊，毕竟少阳病误用攻下疗法非其治也，正如264条所谓："少阳中风，两耳无所闻，目赤，胸中满而烦者，不可吐下，吐下则悸而惊。"

二、黏滞不爽，湿热壅滞

随着现代人饮食习惯改变，所食辛辣刺激、肥甘厚味之品越来越多，肠道湿热证患者亦逐渐增多，如果单纯为邪犯阳明，湿热下利，则葛根黄芩黄连汤即可治疗，正如《伤寒论》第34条曰："太阳病，桂枝证，医反下之，利遂不止，脉促者，表未解也；喘而汗出者，葛根黄芩黄连汤主之。"然湿热壅滞腑气严重，大便黏滞不爽，患者常诉如厕后马桶冲不净，此时虽然下利，然依然要用通腑排便之法，否则邪难尽除；若湿热下注不仅在于阳明胃肠，同时兼有少阳，则往往湿性更重，因少阳肝胆与脾胃不和，更易生痰生湿，治疗则须少阳阳明同治，不仅需要和解枢机，更需泻下湿热，大柴胡汤便为常用选方。

此外，提及少阳阳明湿热证，茵陈蒿汤亦可选择，虽此方在《伤寒论》冠以阳明病之称，且仲景并未提及少阳肝胆，然考虑到茵陈蒿、栀子亦可走肝胆经，清泻肝胆湿热，故学术界多有观点认为此方亦可治疗少阳阳明合病，且更偏于湿热。细究茵陈蒿汤，《伤寒论》第236条曰："阳明病，发热汗出者，此为热越，不能发黄也。但头汗出，身无汗，剂颈而还，小便不利，渴饮水浆者，此为瘀热在里，身必发黄。茵陈蒿汤主之。"第260条曰："伤寒七八日，身黄如橘子色，小便不利，腹微满者，茵陈蒿汤主之。"仲景并未提及便秘、腑气不通之症，而仅述"腹微满者"，据临证所见，本方在运用过程中，患者大便多有黏滞不爽，便质偏稀软，同样道理，仲景运用大黄等，以泻下湿热。

大柴胡汤与茵陈蒿汤虽方药不同，然皆可治疗少阳阳明合病，亦皆可伴湿热之证，尤其当患者大便黏滞不爽时，所用大黄等通因通用，异曲同工。临证所遇体格壮实之人，体质偏于中焦火旺，伴有湿热下注之证，如胆石症、黄疸、痤疮、湿疹等，可少阳阳明同治，两方常相合运用，化湿热之功更效。我曾以此法治疗一下利数年患者，前医所用多为理气健脾、化湿止泻之药，看患者舌苔黄腻，遂问之是否饮酒，大便如何？答一日数次饮酒，大便黏滞不爽，此乃酒客病，湿热壅滞所致，故大胆通因通用，一周来诉，便干次少，亦不黏腻。

三、里急后重，枢机不利

目前学术界有种说法，大柴胡汤乃小柴胡汤之渐，为少阳胆腑重证，而并非一定有阳明腑实证，如陈修园从大、小柴胡证候对比，提出大柴胡汤证为小柴胡汤证的进一步发展，为小柴胡汤证之重者，再如郝万山亦认为"呕不止，心下急，郁郁微烦"是小柴胡汤证"喜呕"这个症状的加重，不是阳明腑实所致，而是热与胆汁互结，亦可称为"少阳胆实证"，而"下利"则为肝胆湿热内犯胃肠所致。

《伤寒论》中凡涉及里急后重病证往往都与肝胆经受邪有关，患者会表现出有便意而便不出或便不畅的典型特征，此因肝胆主疏泄，邪阻肝胆，则气机不舒，下利后重，如第172条言："太阳与少阳合病，自下利者，与黄芩汤；若呕者，黄芩加半夏生姜汤主之。"此两方为邪犯少阳胆腑，胆热迫肠则下利，迫胃则呕，其中下利之黄芩汤，其下利特点即为典型里急后重，同时还可伴有泻下赤白脓血便，若湿热壅滞愈加严重，甚至伴有腑气阻滞，诸症更甚，则可加入通腑降气之品，金代刘完素《素问病机气宜保命集》之芍药汤，即在黄芩汤基础之上，加入大黄、槟榔、木香等以增加其行气导滞之力。再如厥阴病，《伤寒论》第371条曰："热利下重者，白头翁汤主之。"《伤寒论》第373条言："下利，欲饮水者，以有热故也，白头翁汤主之。"邪热（湿热）郁滞厥阴，肝经气血不调，则亦会有里急后重之感，症状严重者亦可加入大黄等泻下导滞，正如曹颖甫先生曾治一年高七十八，而体气壮实，热利下重，脉大，苔黄，夜不安寝的患者，虽年事已高，然结合其脉证及体质，大胆运用白头翁合小承气汤，效如桴鼓。

在大柴胡汤中，柴胡、黄芩可泻肝胆火，芍药又可柔肝胆，补养皆施，其所治下利自然伴有里急后重，此时通因通用，釜底抽薪之法最为恰当。我常用此方治疗各种热痢患者，虽患者主诉大便不成形，然极其秽臭，伴有赤白脓血之状，每每药后，一泻毒自去，便通屎成型，曾治疗一溃疡性结肠炎患者，运用大柴胡汤内服加灌肠，内外合治，起效迅速；亦喜用此方治疗诸多高脂血症、脂肪肝，亦有颈动脉斑块致脑供血不足眩晕患者，此类患者常因平时饮食起居，生活方式不健康，导致邪犯少阳，久之甚至腑气不畅，且根据此类患者描述，其大便往往多有里急后重，排便不畅的特点，部分患者甚至还有痔疮等隐疾，在运用大柴胡汤一段时间后，诸症多有所改善。

四、大便如常，祛邪之须

前述，我所遇便秘、大便黏滞、后重诸症，临证运用大柴胡汤通因通用，尚乃学术界之共识。然若当邪犯少阳阳明时，患者大便如常，不干不稀，不多不少，医者是否可下？多数人会认为不宜用大黄等攻下之药，以免徒伤正气。然须强调，通腑之法不仅在于通畅大便，亦可疏通气血，如《伤寒论》中所治蓄血证之桃核承气汤、抵当汤、抵当丸等，即是泻下瘀血之意，使血有出路，此类患者大便本身常可正常。

临证诸多少阳阳明合病患者，其大便皆可正常，故仲景在《伤寒论》中运用大柴胡汤时亦并未提便秘，甚至描述为患者下利，其核心思想就是传诉后世，该方适应证中大便情况并非首要，下法以通它滞才是根本，正如吴又可所谓："欲求南风，需开北牖。"即一通百通的思路，临证所遇各种脏腑、孔窍等阻滞之证，皆可通过下法来并行通畅，除上述瘀血证之外，湿热阻滞气机，亦可通过大黄通腑气而实现，正如茵陈蒿汤药后描述："小便当利，尿如皂荚汁状，色正赤，一宿复减，黄从小便去也。"之所以患者腑气通后，小便亦通利，与茵陈蒿、栀子的清热利湿作用固然有关，然大黄动药之性更为重要。

我临证常喜用大柴胡汤治疗各种辨证为少阳阳明合病的结石类疾病，如胆结石、肾结石等，亦用此方治疗同证之闭经患者，等等，皆取其和解枢机的同时，尚具一通百通之功。如曾治一王姓肺结节男性患者，六十七岁，无咳嗽咳痰，高血压史十余年，偶有心悸，脂肪肝，大便日行一次，偏软但不稀不黏，口苦，咽干，口气较重，性格偏急，睡眠可，舌红苔黄，脉沉弦。虽此患者大便正常，然却依然运用大柴胡汤治疗，并适当加入莪术、三棱、皂角刺、蜈蚣等活血破血之品，其中选用大黄目的是因其能通大便而通畅气血，以消癥瘕、化积聚，患者以此法坚持调理3个月，其间虽大便次数有所增多，然自觉神清气爽，诸症缓解，同院复查CT，肺结节消失。

五、体质为要，脾胃当先

顾护正气是《伤寒论》核心思想之一，仲景在运用汗、吐、下等一系列有损人体正气的治疗时皆有强调，如其在运用大青龙汤六两麻黄峻汗时，强调患者当无少阴证，且唯恐汗出过度，提出用温粉来温覆止汗；在桂枝汤中用芍药制约桂枝发散之性、药后啜粥、中病即止等亦有此意；再如在不确定阳明腑实严重程度之时，先用小承气汤试探性治疗，并根据转矢气与否，来决定下阶段治疗，以免攻下无度，徒伤正气；又如治疗湿热黄疸时，将具有通腑作用的茵陈蒿汤与清利湿热的栀子柏皮汤序贯运用，皆是对正气顾护的体现，因大黄运用过久必然伤及脾胃，则湿不得去。

医者在运用大柴胡汤治疗少阳阳明合病时，亦需要注意患者体质，此类患者往往体格较强壮，体质偏于肝胆火旺，湿热壅滞，故在短期运用此方时，对患者正气影响不显。另外，根据我治疗此类患者时，对其大便情况的了解，发现临证运用该方时，只要不是患者泻下清稀、脾胃虚弱皆可考虑运用，然毕竟本方苦寒，方中有大黄等泻下之物，运用时医者须明辨患者体质，时刻观察疾病变化，当发现有脾胃虚弱之端倪，切不可再用，否则将有疾病传变之虞。我曾用此方治一桥本甲状腺炎患者，口苦、咽干、下利，体格检查示甲状腺肿大、甲状腺激素水平正常，然甲状腺球蛋白抗体及过氧化物酶抗体水平升高，中医辨为少阳阳明合病，其下利属热结旁流，初治 1 个月，便反干，肿略消，抗体水平亦显著下降，患者见病情好转，遂原方续服，不再复诊，数月后见，脾胃虚弱，抗体水平亦有所反复。

结语

仲景之方因证而定，因法而立，亦因须而用，大柴胡汤是《伤寒论》名方，所治少阳阳明合病，然仲景在书中并未提及患者大便不通，甚至还言"下利"，除排除阳明腑实便秘之外，尚有提示大便"不干"之意，故热结旁流、湿热黏滞、里急后重皆可用之，甚至在大便如常、脾胃之气充实的情况下，亦可适度运用，此乃祛邪之必须，临证灵活使用，不可拘泥，此仲景之活法也。

第47篇

《伤寒论》中柴桂剂调肝脾思路浅析

《伤寒论》中柴桂剂主要有柴胡桂枝汤及柴胡桂枝干姜汤，虽仲景对其所治描述有所差异，然两者却有异曲同工之妙，皆可调肝理脾，治疗肝脾不和。此外，根据脾虚所表现之气血不足及寒湿内停不同，两方所治肝脾不和亦有所偏差，故临证在把握肝脾的同时，亦须详辨脾虚之证，以此选方。

一、柴桂二剂，当代普识

关于《伤寒论》中柴胡桂枝汤及柴胡桂枝干姜的认识，目前学术界大多认为如下。

柴胡桂枝汤所治为邪犯少阳，太阳表证未解之太阳少阳两感证。患者太阳表证不解，邪传少阳，太阳少阳皆轻，故"发热微恶寒，支节烦疼，微呕，心下支结"，以柴胡桂枝汤和解少阳，兼以解表。

而柴胡桂枝干姜汤则为少阳枢机不利，胆及三焦俱病，水饮内停。患者初病亦为太阳表证，然经汗下后，邪传少阳，引起少阳枢机不利，水饮内停，故"胸胁满微结，小便不利，渴而不呕，但头汗出，往来寒热，心烦者"，以柴胡桂枝干姜汤和解少阳，温化水饮。

二、文近意似，肝脾同治

在两方条文描述中，仲景除方药外，其他病机仅以症状表述，难免后世认识有推断之疑，故并无定数，可仁者见仁、智者见智。对于此两方，我认为上述目前学术界的普遍认识有其道理，然亦有其他解释。

目前学术界大多认为柴胡桂枝汤以小柴胡汤和解少阳，桂枝汤解表，然桂枝汤除调和营卫外，亦可内和脾胃，正如《伤寒论》第146条中不仅言太阳表证的临床表现，同时也有脾胃症状，"心下支结"即是如此，故柴胡桂枝汤证除目前学术界认识的太阳少阳两感证外，亦可理解成肝脾不和证，而柴胡桂枝干姜汤证更是如此，根据第147条内容，仲景并未言本证只涉及胆及三焦，患者亦可有肝脾不和之证。此外，两方条文互挨，仲景如此安排是否有其深意？根据上述描述，可能亦因两方皆可调理肝脾，亦须鉴别之意。

三、肝脾不和，土损有异

虽然上述两柴桂剂皆可治肝脾不和之证，然脾土之损有异，故两方病机亦有差异。两方皆伴少阳枢机不利，然柴胡桂枝汤证多偏于脾虚气血不足，而柴胡桂枝干姜汤证则为脾虚寒饮内停，详见本书第2篇。此外，观察两方之补脾思路，似乎又与小建中汤与理中丸的关系异曲同工，详见第49篇。

四、证异治变，临证须辨

柴胡桂枝汤及柴胡桂枝干姜汤，两方皆可治肝脾不和证，然因脾虚不同，其病机亦有所差异，故临证具体运用时，当须明辨，因证选方。

（一）柴桂汤方，阳涩阴弦

《伤寒论》第100条言："伤寒，阳脉涩，阴脉弦，法当腹中急痛者，先与小建中汤；不差者，小柴胡汤主之。"此少阳伴太阴、肝脾不和之证，阳脉涩为脾虚气血不足，阴脉弦则言少阳肝胆之疾，给予小建中汤（桂枝汤倍芍药加饴糖）及小柴胡汤治疗，此与柴胡桂枝汤治肝脾不和、气血不足之证有类似之处。

然为何仲景先治脾虚气血不足，后和解少阳？此因里虚严重，故先用小建中汤温中补虚，缓急止痛，再以小柴胡汤和解少阳，不可颠倒，否则柴胡剂苦寒易耗气血，腹痛愈甚。而在柴胡桂枝汤中，桂枝汤补益气血之功显然不及小建中汤，加之本方中所用桂枝汤剂量仅为原桂枝汤方半量，可知患者里虚气血不足亦较轻，故可肝脾同治。

后世亦有医者认为柴胡桂枝汤可肝脾同治，如王焘在《外台秘要·寒疝腹痛方一十三首》中曰："又疗寒疝腹中痛者，柴胡桂枝汤方。"寒凝肝经则寒疝，脾虚气血不足则腹痛，故以柴胡桂枝汤肝脾同治。

日本人有对仲景方亦有深入研究，汉方制剂在其国内甚为普及，我一学生曾在日本便利店中发现有柴胡桂枝汤冲剂，适应证直言消化道疾病。此

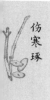

因日本生活节奏快，很多国民压力大，所患肝脾不和之消化道疾病甚多，其中肝郁伴脾虚气血不足腹痛者亦不少，本方肝脾同调，调补气血，故颇为常用。

（二）柴桂姜剂，和温散饮

柴胡桂枝干姜汤由小柴胡汤加减化裁而来，除和解少阳外，亦以桂枝、干姜温化水饮。此方所治脾虚饮停，水饮可弥漫三焦全身，故很多全身性疾病，伴有寒饮内停、弥漫全身之象，如肾病患者全身水肿，风湿病患者周身关节酸痛等，均可考虑以此方治疗。

我临证发现肝郁阳虚水饮证之甲状腺功能减退症亦为本方适应证之一，当今生活节奏快、工作压力大，患者长期精神紧张，情志不遂，忧思恼怒导致气郁痰阻，痰凝血瘀，久之可能导致甲状腺功能减退（简称甲减）。甲减气滞为先，气滞则水郁，临证表现为情绪抑郁，黏液性水肿等，病机属于气机不调，津液分布障碍，病位常涉及肝脾三焦，而从《伤寒论》条文来看，柴胡桂枝干姜汤主治邪传少阳，枢机不利，三焦气寒，津液不布，符合甲减病机特点，该方具有清解少阳、温补脾阳、宣化痰结之功，故可以此治之。

此外，本方所治肝脾不和之疾，有时饮停不甚，仅少阳伴脾阳虚证，亦可用之，因桂枝、干姜温脾阳，非一定有水饮弥漫，如《类聚方广义》有载："劳瘵、肺痿、肺痈、痈疽、瘰疬、痔漏、结毒、梅毒等，经久不愈，渐就衰惫，胸满干呕，寒热交作，动悸烦闷……精神困乏，不耐厚药，宜此方。"

结语

柴桂剂可治少阳兼证，除兼太阳之表外，亦可兼太阴之里，如柴胡桂枝汤及柴胡桂枝干姜汤，其所治除目前学术界常见认识外，我觉得亦可从肝脾同治角度进行解读，分析其异同点。临证运用仲景之方，须把握方药组方思路，灵活变通，不可拘泥，此仲景之深意也。

第48篇

关于"宜服四逆辈"之认识

　　《伤寒论》第277条言："自利不渴者，属太阴，以其脏有寒故也。当温之，宜服四逆辈。"患者本为太阴病，但在治疗过程中，仲景却提出"宜服四逆辈"，《医宗金鉴》解释："四逆辈者，指四逆、理中、附子等汤而言也。"概括有两主因：其一，"四逆辈"既可包括理中汤，又包含四逆汤等，提示临床温阳当重在把握阳虚程度，不应拘泥具体阳虚部位，而灵活应用相应温阳之法；其二，四逆汤具有温补少阴阳气之功效，用四逆汤类方可防止诸因导致太阴下利进一步发展成少阴下利，乃"未病先防"之意。

一、脾肾转归，四逆辈宜

　　正如《伤寒论》第273条言："太阴之为病，腹满而吐，食不下，自利益甚，时腹自痛。"其中，"自利益甚"即反映患者下利愈来愈严重，"益甚"二字暗示病情可有进展，存在向少阴病发展之趋势，如予四逆辈一类药物治疗，可防止脾阳虚进一步恶化为肾阳虚，此仲景见微知著，远见卓识，体现了"治未病"的经典思想。

　　"渴"作为太阴、少阴寒化证之间代表性鉴别症状，对两者之间阳虚程度亦有一定提示意义。"自利不渴者，属太阴"，太阴病病位多为中焦脾土，脾阳虚弱，寒湿内阻，饮停中焦，但津液尚能输布上承，故自利不渴；而《伤寒论》少阴病篇第282条言："五六日自利而渴者，属少阴也。"少阴病下利多因肾阳虚衰，火不暖土，且下焦虚寒，无力蒸化津液，故患者口渴，由此看来自利伴口渴与否是太阴病与少阴病最主要区别之一，从太阴到少阴，阳气之蒸腾津液能力减弱，结合下利程度轻重，亦可认为少阴病为太阴病之渐。

二、温阳升级，补火暖土

我临证治疗太阴病患者之时，若温脾阳之法收效甚微，则可将温阳法自动升级，酌温肾阳，以期补火暖土。《济生方·脾胃虚实论治》言："肾气若壮，丹田火则上蒸脾土，脾土温和，则中焦自治。"脾之健运、水谷精微之化生有赖于肾阳温煦，而肾中精气亦有赖于水谷精微之充养；太阴脾虚日久易损及肾阳，而肾阳得充则可温煦脾阳，明代李中梓在《医宗必读·虚劳》中言："肾安则脾愈安，脾安则肾愈安。"故患者虽表现为太阴病，然可能即将转变为少阴病，只不过其肾阳虚衰或少阴病显著症状暂未出现，此时患者已对温脾阳方药不敏感，临证则须加用四逆汤等，补命门之火，以促脾土之阳，此符合仲景之"宜服四逆辈"思想。

四逆汤较理中丸，多一味附子加温肾阳，然温阳力度大为提高。《备急千金药方》载温脾汤一方，附子补肾以暖土，温煦脾阳力增，与大黄、干姜、人参、甘草配伍共治脾阳不足，冷积便秘，或久利赤白，手足不温；金代医家张元素在《医学启源》中谈论附子："去脏腑沉寒，补助阳气不足，温热脾胃。"故太阴病辨治中加附子，可鼓肾阳，温中寒，补火生土。

此外，暂且不论脏腑，单纯从温阳程度而言，四逆汤实比理中丸或理中汤温阳力度更强，故遇一般温脾阳之法不可时，自然就可考虑运用温阳力度更强之温肾法，即便临证有时患者并无肾阳虚衰之证候，用之只为必须。

三、博采众长，因证施药

我临证曾治一位男性患者，其自感全身乏力，每每于午饭后感困倦疲惫，急求睡眠，观其面部油垢，且肌肉皮肤松弛软绵，舌苔白腻，四诊合参后辨证为典型太阴脾虚证。寻治于我，示其过往处方，前医多用温脾阳、健脾气之方药，如理中汤、实脾散等，亦有配伍陈皮、枳实、薤白等理气之药，均未见明显疗效。我斟酌若继续使用上述治脾思路定徒劳无功，思虑再三，联系《伤寒论》"宜服四逆辈"条文，故将温脾阳方药升级，于方中加附子温肾阳，又因患者阳虚生痰，以仲景用药习惯，化痰最喜用半夏，故又加之。

处方送至药房后却被退回，药房言"半蒌贝蔹芨攻乌"，认为附子、乌头同类。乌头与附子虽同根，乌头为母根，主祛风除湿止痛，而附子为子根，主温阳散寒救逆，故两者有差异，且仲景在《金匮要略》治寒饮逆满证，所用附子粳米汤亦为附子与半夏同用，以附子温阳益火、祛寒止痛，阳气盛则阴寒消，用半夏燥湿化痰，降逆止呕，两药共奏温中散寒、化痰降逆之功，故此配伍实为医圣之法；此外，"十八反"为明代李时珍所崇，仲景之说早之一千多年，故不必拘泥一家之言。

遂药房给予抓药，一段时间后，患者明显感觉全身症状有所减轻，后出差外地，然其他药房皆不愿为其转方，我为其出一策，附子单买，再配其他药，煎煮时先煎附子，再内它药共煎。患者反馈，方中若不用附子感觉效果不佳，然使用附子后立竿见影，自此之后，我治脾阳虚，在温脾阳不效时，即加附子以提升温阳力度，此为上述温阳升级之理，亦有补火生土之意。

结语

综上所述，关于"宜服四逆辈"，可理解为太阴病易向少阴病传变，故仲景除温脾外，又以温肾法预防；亦可认为虽疾病依旧在太阴，但当使用温脾阳效果不佳时，可将温阳法自动升级，加温肾阳以暖太阴。以此认识，可打破温阳法之脏腑框架，以量的思维去认识治法，实为仲景治病之活法也。

第49篇

论治脾之小建中汤与理中丸

《伤寒论》中根据患者体质不同，可见两种常见脾虚类型，一者为脾虚气血不足，一者为脾虚寒湿内停，仲景分治予小建中汤与理中丸，然其组方配伍相殊，虽两方皆为补中，然一则偏于补益气血，一则偏于温散寒湿。

一、详辨证候，以明主治

就小建中汤而言，《伤寒论》第100条言："伤寒，阳脉涩，阴脉弦，法当腹中急痛，先与小建中汤；不差者，小柴胡汤主之。"所载小建中汤为仲景治脾虚气血不足腹痛之名方；而第102条言："伤寒二三日，心中悸而烦者，小建中汤主之。"其所治心悸之因亦为脾虚气血不足，从而导致心神失养。因仲景年代，百姓食不果腹，多有严重气血不足之证，此时其主要痛苦可能不在胃肠，而在于严重心慌心悸，炙甘草汤所治气血阴阳俱虚引起之"心动悸，脉结代"，或当代很多节食减肥者，长期营养不良，气血不足，低血糖，动则心慌心悸，亦是此理。

脾运失司、气血生化不足，久之可表现为体形消瘦、面色苍白、指甲无华等贫血之征；血虚心神失养，则可见心悸、失眠等；女性亦有月经量少、月经早衰等月经不调的情况，此种类型可选用小建中汤治疗，我临证亦喜配合归脾丸或归脾汤，共奏健脾安神、补益气血之功。

小建中汤亦可治腹痛，为气血不足、不荣则痛所致，故小建中汤重用芍药、饴糖，补虚养血、缓急止痛，其中芍药甘草汤为止痛良方，运用饴糖则是甘缓，对于此类气血不足腹痛患者，可临时用巧克力等甘甜之物，亦可起到一定缓解作用，但须注意，因多食肥甘厚腻之品，损伤脾胃之"三高"人群，慎服用之。

此外，小建中汤亦可治疗阴阳俱虚所致遗精、四肢酸疼等病症，正如《金匮要略·血痹虚劳病脉证并治》曰："虚劳里急，悸，衄，腹中痛，梦失精，四肢酸疼，手足烦热，咽干口燥，小建中汤主之。"此条文虽症状较多，但万变不离其宗，皆遵循甘药缓补之法，正如《灵枢·终始》所言："阴阳俱不足，补阳则阴竭，泻阴则阳脱，如是者可将以甘药。"

　　就理中丸而言，可见于《伤寒论》第156条言："理中者，理中焦。"其提示此方所治疾病之病位，当属中焦；第368条言："霍乱……寒多不用水者，理中丸主之。"此脾虚寒湿内停，患者不渴，可用理中丸温散寒湿，因方中有温燥之干姜，故不渴方可用之；第396条言："大病差后，喜唾，即涎唾多，为脾胃阳虚，寒湿上泛之证，非温燥之理中丸不可治；而第163条言："遂协热而利，利下不止，心下痞硬，表里不解者，桂枝人参汤主之。"此桂枝人参汤即是理中汤加桂枝，所治寒湿内停下利，阻闭胃气而心下痞硬；《金匮要略·胸痹心痛短气病脉证治》亦言："胸痹心中痞气，留气结在胸，胸满，胁下逆抢心，枳实薤白桂枝汤主之；人参汤亦主之。"此时人参汤即理中汤，所治之胸痹为痰湿阻闭心窍所致，脾胃为生痰之源，故以暖脾胃为治。

　　其所治诸症皆由脾胃寒湿内停所致，脾虚一则清阳不升而下利不止，另则浊阴不降，反停聚为寒湿，除上述症状外，患者亦常表现为虚胖、浮肿，尤其是晚上饮水，晨起眼部水肿加重、倦怠乏力、舌淡胖、边有齿痕等，治用理中丸（汤）助阳益气，温化寒湿，以恢复脾气之健运，则清阳得以上升，浊阴得以下降，上使痞结散，下使泻利止，正如《素问·至真要大论》言："寒淫所胜，平以辛热。"

　　此外，两方皆可治脾虚所致中土失常，病及君主之官，小建中汤所治心悸原因根本就是脾虚气血不足、心神失养引起的，而理中丸则是脾虚导致浊阴实邪扰乱心神所致，亦是脾虚之衍生。

　　基于两方方药特性的差异，医者须区分而用，若脾胃气血不足患者误用理中丸治疗，则会导致温燥伤阴，加重气血不足；若脾胃寒湿内停患者误用小建中汤治疗，饴糖、芍药滋阴生湿，同样也会加重病情。故医者临证应厘清两类脾虚类型症状，辨析主证而后选方用药，不可将其混淆。

二、精究组药，推敲方义

小建中汤方由桂枝三两、炙甘草二两、大枣十两枚、芍药六两、生姜三两、胶饴一升组成。历代医家多认为，小建中汤乃是桂枝汤加饴糖、芍药变化而来，饴糖、芍药共为君药。饴糖味甘大补中土，明代方有执《伤寒论条辨》言："饴糖者，甘以润之，土润则万物生也。"清代黄元御在《长沙药解》中言："饴糖能补脾精，化肾气，生津养血。"芍药长于酸甘和营，敛营养阴，柔肝缓急止痛，桂枝汤既能解肌发表又可和脾胃之阴阳。

然亦有医家认为方中饴糖为君，伍桂枝、生姜之辛以辛甘化阳，配芍药之酸以酸甘化阴，达阴阳双补之效，合甘草、大枣之甘以补中益气，使脾气恢复，中气自立，故名建中。

然无论何药为君，全方均以甘味为主，兼酸苦之味，滋阴药与温阳药并用，且滋阴药之药味和剂量均超过温阳药。六药相配，既可温中健脾、补益气血，又能缓急止痛、调理阴阳，故临证用于脾虚气血不足之证。

理中丸药味有四，人参、干姜、炙甘草、白术各三两。相对于小建中汤而言，历代医家对理中丸的解读意见较为统一，多认为其为仲景补脾益胃、温散寒湿之代表方。细究其组方配伍，干姜辛热，乃是温暖中宫之主药，中焦脾虚脏寒者得此温煦之品，脏寒则能消除；人参大补元气，与助阳药相伍，具益气助阳之功；白术甘温培土，和中而燥湿，清代邹澍认为其能内固中气，外御湿侮；炙甘草气味甘平，既能调和诸药亦可补益脾土。诸药配伍，深得辛甘化阳之意，有助阳益气之妙，使阳气振奋，阴寒消除，脾气得以恢复，故为治疗脾虚寒湿内停证之效方。

三、气分阴阳，斟酌以用

小建中汤和理中丸两方均以补中恢复脾气为目的，但其用药特点，小建中汤重用甘味药，偏于甘润；理中丸重用温阳药，偏于温燥。以方测证，以证推理，可知脾气包括脾阴脾阳两方面，此实际上是源于"气分阴阳"这一哲学命题。

作为广义之气，其一分为二之观点得到中医界认同与发挥，《黄帝内经》《难经》中就明确指出气具有温煦与濡润两方面功能，如《灵枢·决气》云："上焦开发，宣五谷味，熏肤，充身，泽毛，若雾露之溉，是谓气。"其中"熏肤"乃气中之阳的温煦作用，"泽毛"则属气中之阴的滋润作用；《难经·三十七难》曰："人气内温于脏腑，外濡于腠理。"其中"濡"与"温"亦指气中阴阳的双重功能；而明代王肯堂在《证治准绳》中言："一气之中有阴阳，寒热升降动静备于其间。"即是对"气分阴阳"论点的发挥。

因此，作为五脏之一的脾气亦应包括脾阴、脾阳两个方面，脾阴是脾气之滋养、濡润作用部分，脾阳是脾气之温煦、推动作用部分。脾阳促进脾阴化生，脾阴为脾阳生化之源，阴平阳秘，阴阳平衡，共同维持脾气生生之机。

当然小建中汤与理中丸所补之中气，虽有偏颇，然亦有交叉，如小建中汤虽以补脾阴为主，然亦兼温脾阳，而理中丸以温脾阳为主，然亦顾脾阴。医者临证须根据患者脾气阴阳之偏颇，而随证选方。此外，若脾阴虚者，亦可配用玄参、麦冬、莲肉、扁豆、石斛、山药之类，而脾阳虚者，则亦可配伍吴茱萸、白豆蔻、高良姜、肉豆蔻甚至附子等。

结语

《中庸》曰："中也者，天下之大本也。"中土、中宫、脾胃为人身之大本，建中、理中即为治理恢复人身之大本也。建中法、理中法分别为《伤寒论》小建中汤及理中丸组方的立法依据，其中小建中汤偏于补土益气血，而理中丸则偏于温中散寒湿，临证须细分，否则差之毫厘，损其寿命也。

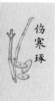

第50篇

从理中丸抓线索证治思路谈象思维

中医"象思维"是一种取象比类的思维方式，是构建中医基础理论结构的关键支柱。象思维通过类比、想象、关联、推理等方式将事物内在联系与规律揭示出来，对中医临证有重要提示与启发作用。以理中丸证为例，在临床运用中抓住上吐下泻伴"寒多不用水"，大便"初头硬，后必溏"或者"喜唾"等线索，建立灵感与直觉，即可考虑是否运用，有时虽不能直接明确诊断，然却能作为一种诊疗思路。

一、口渴与否，温燥之选

理中丸为温阳散寒湿之代表方，方中特别用干姜温散寒湿。《伤寒论》第386条言："霍乱，头痛，发热，身疼痛，热多欲饮水者，五苓散主之；寒多不用水者，理中丸主之。"伤寒之霍乱，即突发之上吐下泻之疾，若中焦虚寒，寒湿内停之霍乱，可用理中丸治之。此时患者"不用水"，即不渴，则可用含姜之理中丸，然若渴者，则姜太过燥热，不可选之，故霍乱不渴为理中丸运用之重要线索。除理中丸外，其他含姜类方剂运用时，亦得考虑不渴问题，如第73条言："不渴者，茯苓甘草汤主之。"茯苓甘草汤组方有生姜，只有不渴情况下运用才合适。

我临证治疗各种寒湿、寒痰类疾病，多会问患者口渴情况，如渴者则不用或少用燥热、温燥类的药物，除姜如生姜、干姜、高良姜等外，半夏、白芥子等药物亦慎为用之，此为仲景之意，正如《伤寒论》第40条小青龙汤方后加减所言："或渴者，去半夏，加栝楼根三两。"

二、初硬后溏，真虚假实

临床上医者问及患者大便情况时，其亦会有特别情况，有些患者大便初头硬，后必溏，具有混淆性。大便硬固然习惯会考虑阳明腑实证，然硬只是很少量，多为溏稀，透过细节，可辨析其本质非实证，而为虚证，临证若遇此情况，首先考虑是否可用理中丸温散寒湿。

临证运用理中丸治疗时，患者往往虚实真假难辨，有些病看似实证，本质却为虚证，如许叔微在《伤寒九十论》中载一医案："曹生初病伤寒，六七日，腹满而吐，食不下，身温，手足热，自利，腹中痛，呕，恶心。医者谓之阳多，尚疑其手足热，恐热蓄于胃中吐呕，或见吐利而为霍乱，请予诊。其脉细而沉。质之曰：太阴证也。太阴之为病，腹满而吐，食不下，自利益甚，时腹自痛。予止以理中丸，用仲景云'如鸡子黄大'。昼夜投五六枚。继以五积散，数日愈。"此患者腹满而吐、食不下、身温、手足热等表现类似于实证，然综合脉证细细辨析，实为太阴虚证，寒湿下利，故以理中丸温中止利。

三、唾不了了，理中温之

《伤寒论》第 396 条又言："大病差后，喜唾，久不了了，胸上有寒，当以丸药温之，宜理中丸。"患者唾液量多，或午睡流涎甚多，或言语时唾沫横飞，有此特征之人应考虑可能为脾虚寒湿内停，用理中丸温中散寒，若理中丸药效不够，可加入附子、桂枝、蜀椒、细辛等共研为丸，以增加温阳力度，此为借鉴乌梅丸温散寒湿之思路。当然若患者为湿热内停或寒热错杂，则不可用之，当综合辨析，此处仅提示思路，而非绝对。

此外，对于寒湿中阻所引起之"喜唾，久不了了"，丸药循序渐进，作用不亚于汤剂，正如曹颖甫《伤寒发微》所言："然汤剂过而不留，尚恐无济，故必用理中丸以温之，使得久留胃中，且日三四服，以渐而化之，则宿寒去而水气消矣。"

四、明象思维，寻归线索

象思维可认为是直觉思维、灵感思维，临证寻找线索，归纳诊治思路，为中医象思维具体运用形式之一。此非玄学，而是经验医学，乃历代医家在反复临证过程中所归纳、积累下来的经验。

此外，根据"象"含义之不同，"象思维"具体表现形式多样，除上述之根据事物现象类似性进行归类的认识方法外；亦有推理思维，即根据从现象中抽提出来的"共象"或"意象"，来推演具体未知事物现象的过程，中医以方证辨治疾病即是此理，如根据大量临证研究知理中丸可温阳散寒湿，则推知其可治寒湿内停之下利、喜唾等病证，其他各种疾病中若有寒湿内停中焦之证，亦可用之；或根据事物现象，推演、认识、比附未知事物现象的过程，即类比思维，如见核桃仁形似脑，取类比象，认为其可补脑，见刀豆、栗子形似肾，则推知其可补肾。这三种方式皆须大量临证实践及个人经验，在长期积累中方能建立起有效归纳与推理，从而形成较为成熟之象思维。

《难经》有言："望而知之谓之神。"即为象思维之体现，我认识一医，师嘱其坐在马路上观人来人往，每日观察人数众多，逐渐形成象思维，望患者一眼便可大概了解其体质及所患疾病证候特点，有些医者诊病速度快，却并非胡乱为之，而是有非常强之象思维，稍加观察便知八九。当然有象思维固然重要，但仍须四诊合参，细辨斟酌，方可准确论治。

结语

中医象思维为临证诊治疾病关键一环，通过大量经验积累，将细节与病证联系起来，虽不能直接诊断，但却有提示意义。在理中丸辨治中，患者出现大便"初头硬，后必溏""寒多不用水""喜唾"等临床表现，即可考虑是否为本方适应证。象思维虽为灵感、直觉思维，但并非玄学，而是经验之学，须反复临证，琢磨其中之理，不断积累，方可游刃有余。

第51篇

关于太阴实证之认识

桂枝加芍药汤、桂枝加大黄汤出自《伤寒论》第279条，由于文字省略、叙证简单，致使历代医家见解不一，如方有执认为桂枝加大黄汤乃是太阳兼阳明病，喻嘉言则倡太阳病初陷太阴之说等，而目前学术界多认为两方所治皆为太阴实证，只是程度不同。从临证出发，个人认为前者当为脾胃气血不足之虚证，后者涉及太阴脾实之证，且为虚实错杂。

一、变证万端，先明虚实

仲景将《黄帝内经》所确立的脾胃分治理论应用于临床，将脾胃分属太阴、阳明二经。在生理上，太阴与阳明脏腑阴阳有别；在病理上，太阴病和阳明病寒热虚实有异；在临证表现上，虽皆可见腹满、腹痛、下利、食不下等症，但其病机截然相反；故在治疗上，有脾胃分治的理法方药。

阳明病为三阳病证中阳热较为旺盛的阶段，以"胃家实"为特点，多以里热实证为主；而太阴病为三阴病之里虚寒阶段，以"脏有寒"为特点，多以里虚寒证为主，故有"实则阳明，虚则太阴"之说。

就太阴而言，五脏属阴，脾脏之病，病从内生，正气多不足，故太阴脾病多虚，阳气易伤，易受阴邪侵扰，病多从湿化、寒化，以虚证、寒证多见，如《伤寒论·太阴病脉证并治》第277条所言："自利不渴者，属太阴，以其脏有寒故也。当温之，宜服四逆辈。"

然太阴亦有实证，当各种原因引起脾胃受损，脾气不升，健运失常，化生痰湿、食积、瘀血等实邪，久之则成脾实之证。而痰湿、食积、瘀血既可单独致病，亦可相互交织为患，共致脾络气滞络瘀。

二、试析条文，略陈管见

《伤寒论》第279条言："本太阳病，医反下之，因而腹满时痛者，属太阴也，桂枝加芍药汤主之。大实痛者，桂枝加大黄汤主之。"此条仲景提及两方，即桂枝加芍药汤与桂枝加大黄汤，现多数观点认为，桂枝加芍药汤和桂枝加大黄汤皆治疗脾伤气滞络瘀之实证，不同之处在于其轻重程度不同。但细究条文，认为此观点有所不妥。

据条文，该患者本属太阳中风证，此证常伴脾胃虚弱，而医者却未用桂枝汤治疗，反使用攻下之法，致使脾胃之气损伤更甚，同时耗伤人体阴血，此因误攻导致太阳转属太阴，为脾家气血不足之证。仲景所言"因而腹满时痛者"，此"时痛"为阵痛，乃典型虚证表现，而非所谓"气滞络瘀较轻者"，故治疗选用桂枝加芍药汤，以补益脾胃气血。

"大实痛"言其病势急，程度重，疼痛持续不止，然此时仲景并未言其属阳明，乃前"属太阴"之省略。此外，根据《伤寒论》第279条后半句所提及之"大实痛者"，"实"即为实证之意，"痛"为实证之疼痛，加之方中所加大黄，推知桂枝加大黄汤当与太阴实证相关。

清代吴谦在《医宗金鉴》中曰："本太阳中风病，医不以桂枝汤发之而反下之，因而邪陷入里，余无他证，惟腹满时痛者，此属太阴里虚痛也，故宜桂枝加芍药汤以外解太阳之表，而内调太阴之里虚也。若大满实痛，则属太阴热化，胃实痛也，故宜桂枝加大黄汤以外解太阳之表，而内攻太阴之里实也。"其虽言"胃实痛"，实即论述太阴脾实之证。

然此时毕竟有太阴之虚，故根据《伤寒论》第280条所言："太阴为病脉弱，其人续自便利，设当行大黄芍药者，宜减之，以其人胃气弱，易动故也。"因阳气不振，脾失健运，证候见虚，故临证须调整大黄、芍药等滑肠药物之剂量。

三、以方测证，反佐推论

《伤寒论》方药多汤证一体，有时可以方测证。桂枝加芍药汤，乃桂枝汤倍用芍药而成，桂枝汤中芍药用量为三两，而桂枝加芍药汤则多达六两，此方同小建中汤相比较，仅差一味饴糖，说明本方功效当介于桂枝汤与小建中汤之间。又因桂枝汤与小建中汤均具调脾胃之功，故可推知桂枝加芍药汤亦有类似功效。我认为，桂枝加芍药汤为调补脾胃气血之汤方，乃补虚之剂，而非治实证。

桂枝加大黄汤组方中虽有桂枝加芍药汤的药物，然又加入大黄，其实为虚实错杂之证，多为因虚致实，患者因脾胃阳气不振，又伴阴血不足，导致胃肠动力不足，胃肠干涩，故腹气壅滞不通，久之则入络成瘀而疼痛。针对此类虚实错杂之疼痛，既有实证之标，又有脾虚之本，故在治疗时，当以调补脾胃为先，同时兼顾祛实。

大黄为实证而设，《神农本草经》言其可"下瘀血、血闭、寒热，破癥瘕积聚……"桂枝加大黄汤中所用大黄二两，与《伤寒论》中其他含大黄之方比较，剂量实不算重，如大陷胸汤大剂使用大黄，多达六两，攻下水热，三承气汤（调胃、小承气、大承气）所用大黄均为四两，为泻下腑实之意，桃核承气汤则用四两、抵当汤用三两，攻下瘀血。

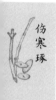

而大黄剂量较轻之方如大黄黄连泻心汤、附子泻心汤，大黄为二两，以麻沸汤浸渍取其气，薄其味，为泄热消痞之用，或减弱方药通腑作用。此外，治湿热发黄之茵陈蒿汤及治少阳阳明合病之大柴胡汤大黄亦皆为二两，此二方皆可能有脾虚之潜在病机，前者为脾虚生湿，后者为少阳肝胆乘犯脾胃，故所用大黄当剂量较轻。

在桂枝加大黄汤证中，患者实邪不去则腹痛不休，持续不止，病势较急。然其脾胃虚弱，虽有实证，亦须减轻大黄用量，运用二两以祛脾实。陈亦人在《伤寒论译释》中亦有论述："太阴病大实痛乃因肠间腐秽阻结，性质属寒，且为虚中加实，不同于阳明燥屎阻滞热实，所以不用苦寒攻下的承气类，而用桂枝加大黄汤温阳和络，大黄疏通里实。"当然，此方所治之证虽有实证因素，然亦不可忽视虚之成分，为虚实错杂之证。

结语

当代关于桂枝加芍药汤及桂枝加大黄汤的认识，多认为皆为太阴实证，然析辨条文，以方测证，我对目前学术界之共识提出质疑，认为两方在配伍用药上虽有相似重合之处，然所治并非皆为实证，桂枝加芍药汤证当属太阳中风证误下后，脾胃气血不足之纯虚证，而桂枝加大黄汤证则涉及太阴实证，且亦有虚之成分，为虚实错杂之证。据此，医者临证当分清虚实，以观病变，防微杜渐。

第52篇

从《伤寒论》第159条反复误治论寒利证治

《伤寒论》第 159 条曰："伤寒服汤药，下利不止，心下痞硬。服泻心汤已，复以他药下之，利不止，医以理中与之，利益甚。理中者，理中焦，此利在下焦，赤石脂禹余粮汤主之。复不止者，当利其小便。"这是一条关于反复失治误治的条文，然仲景无贬低他医之意，如此一则说明寒湿下利病机复杂多变，另外亦是通过对反复对失治误治的描述，为寒湿利立法，阐明其常见病因病机，以及相应治则治法，此为本条之精髓。

一、泻心和胃，调理升降

此条文首先描述患者服汤药后下利不止，说明医者很可能误用攻下之法，且患者出现心下痞硬，即心下胃脘部位有痞满不舒之感，此脾弱胃强、寒热错杂之证，当以三泻心汤（半夏泻心汤、生姜泻心汤、甘草泻心汤）主之，辛开苦降，寒温并用，调理脾胃气机。若此刻给患者服泻心汤后，当有所缓解。此类方虽不完全是寒利，为寒热错杂利，然本虚标实，常由虚寒证所演化，故亦有部分寒利特征，临证当须兼顾患者脾之阳气，详见本书第 32 篇。此外，提及寒热错杂利，乌梅丸亦为常用之方，此方主久利，根据其所用温阳药物之力度，推知所治患者阳虚寒证程度比三泻心汤更甚。

二、温中补虚，以理中汤

医者再次使用攻下之法，本以三泻心汤证时，已有脾虚之机，若再以他药攻下，则脾虚更甚，故患者出现"利不止"的表现，临证亦可伴有呕吐食少、畏寒肢冷、脘腹冷痛、大便溏稀、脉沉无力等虚寒证候。此时，医者已意识到"利不止"是因误用攻下之法伤正，认为患者有中焦虚寒，遂以理中汤治之，温脾阳，散寒湿，详见本书第49篇。

三、肾阳虚衰，火不暖土

此时以理中汤治之，实则为时已晚，且下利更为严重，"理中者，理中焦，此利在下焦"，此乃屡经误治，不仅中焦之气受损，亦伤及下焦元气，病位已非中焦虚寒，而有下焦命门火衰，遂治下焦。此脾肾阳虚之证，仲景虽未提出具体主方，然可推测为四逆汤一类方子，或配合附子理中丸，后世医家之四神丸，亦可灵活选配。

当然，除"此利在下焦"之肾阳虚外，临证有时加用温肾阳之法，亦可能是患者对温脾阳方药不敏感，此时虽并未出现命门火衰之证，医者亦可将温阳法升级，此仲景"亦服四逆辈"之思路，详见本书第48篇。

四、急则治标，涩肠固脱

遗憾的是，对患者温补脾肾阳气之后，效果并不显著，下利滑脱不禁，此时只能用赤石脂禹余粮汤温涩固脱以"防守式治疗"，为急则治其标之法。

赤石脂禹余粮汤为《伤寒论》中涩法代表方，赤石脂，又名红高岭、赤石土等，具有涩肠止泻之功。此类收敛固涩之品进入人体后，可在胃肠道黏膜形成一层保护层，干燥肠道中水分而达止泻之效。观本方之煎服法亦颇具新意，赤石脂一半入煎，取其温涩之气，从整体求治；一半为末冲服，直接黏附肠中，速成收敛涩肠之效。

此种治疗之法，令我想起西医学常用止泻之蒙脱石散，患者下利甚为严重，不控则会引起电解质紊乱，甚至脱水，应及时止泻，遂急用涩肠固脱之法。此蒙脱石散与赤石脂禹余粮汤功效类似，且皆不可久用，待下脱之势控制后，应根据实际情况，适当酌加健脾补肾之药，恢复其统摄之能，以期标本兼治。

五、澄源分流，而实大便

若仍治不效，说明患者体内湿邪已深，须用"利小便以实大便"之法，即利小便以分清别浊，使水液渗于膀胱，从小便而去，从而干燥肠道，以实大便，故此法又称"开支河""澄源分流"。医者可选用五苓散、苓桂术甘汤等方，六一散亦可配之，若遇下利兼小便不利，或下利湿浊较重，水气为患，用之甚效。

后世医家多重视淡渗利小便，以实大便，如朱丹溪在《平治荟萃》中云："治湿不利小便，非其治也。故凡泄泻之药，多用淡渗之剂利之。"张景岳在《景岳全书·泄泻》中亦言："凡泄泻之病，多由水谷不分，故以利水为上策。""治泻不利小便非其治也。"然此法太过亦会损及人体正气，故须把握尺度，中病即止。此外，利止尚须调理脾胃之气，以防病情反复。

结语

《伤寒论》第159条所论5种下利，分别以辛开苦降、温中散寒、温肾暖土、涩滑固脱、澄源分流五法治之。仲景对下利的精彩论述，并非仅强调治疗错误，更多是体现其"观其脉证，知犯何逆，随证治之"的辨证论治思想。当然这些治法偏治寒利，而对于热利当参照别法，详见本书第53篇。

浅谈《伤寒论》热利证治

　　《伤寒论》所载下利证诸多，除寒利外，亦有热利，病机复杂，有表证、里热、湿热、腑实等，病位大多涉及太阳、阳明、少阳三阳经，亦与厥阴经有关，有时甚至会两经相兼夹。为此，仲景设立了相关方药，对后世有深远影响，临证所用常有奇效。

一、表证下利，解表达邪

　　表证可导致下利，太阳肌表之邪在疾病演变过程中逐渐向里发展，影响脾胃肠道功能，使得气机升降失常而下利。因有太阳表证在，故可适当运用解表达邪之法。

　　太阳表邪不解，卫闭营郁，内迫阳明，大肠传导失常，可见发热恶寒、无汗、头痛等太阳表证，此虽有表证发热，然下利偏于寒，证见水粪杂下，粪质清稀，治用葛根汤发汗解表，升清止利。本证虽表里同病，但以表证为主，故以辛温发汗解表为主，使表里自和，佐以升清止利以治其标，后世喻嘉言谓之逆流挽舟，《医门法律》言："仍用逆流挽舟之法，引其邪而出之于外，则死证可活，危证可安。"

　　《伤寒论》所载协热利亦为此种情况，即下利伴有表证发热，仲景根据寒热虚实不同载有不同情况，若里热下利兼有表证发热为主，治以葛根芩连汤清热解表；若里寒下利兼有表证发热，治以桂枝人参汤温中解表。

　　葛根芩连汤证为太阳病误下，表邪入里化热，内迫肠道而下利不止，其下利为大便粘浊臭秽，肛门灼热。本证以里热为主，故重在清解里热，兼顾解表，治用葛根芩连汤；桂枝人参汤证是太阳病误下表邪未解，反伤脾阳，寒湿内生，下注大肠所致，其下利清稀。本证以里寒为主，故重在温中散寒，方用桂枝人参汤。

上述三种下利，就单纯下利而言，葛根汤及桂枝人参汤所治当属寒利，而葛根芩连汤证才为热利，然此三方证皆有表证发热，且同属表里同病，故同并论述，以资鉴别，当须识此。

曹颖甫曾治一患儿，麻疹透发不畅，下利日数二十余次，臭秽难闻，夜寐难安，唇干目赤，舌苔白腐，脉数，治以葛根芩连汤起效。分析此案，患儿疹发不畅，表邪难解，邪气内陷而下利，是为协热利。伤寒表邪入里化热，内迫胃肠，故见下利臭晦难闻，热盛伤津，津不上承，故见唇干、目赤，故急投葛根芩连汤清解里热，兼清表邪，表里同治，故而起效。

二、阳明热利，泻下热结

阳明利主要表现为热结旁流，即仲景所谓"下利清水，色纯青"，泄下清稀，颜色青黑，臭秽难闻。《温疫论·大便》曰："热结旁流者，以胃家实，内热壅闭，先大便闭结，续得下利，纯臭水，全然无粪，日三四度，或十数度。"

此乃阳明腑实，燥屎内停，阻于肠道，胃肠不能排泄，郁而化热，热邪逼迫津液外泄所致，症还兼见潮热谵语、腹痛拒按、腹胀、口臭、口舌生疮、面部痤疮、皮肤溃疡等阳明经热盛表现。对于这些情况，必以攻下之法，泻内结之燥屎，通因通用，忌用收涩之品，闭门留寇。然须注意，此通下之法，当在疾病早期，正气不甚虚之时使用，以急下存阴，当中病即止。

曹颖甫曾治一陈姓少年因饮食失时，饥餐冷饭，又兼感受风寒之邪，出现腹痛拒按、下利、其色纯黑、身不热、口渴、脉滑大之证，察其症状，拟大承气汤方，少年服药一剂后，大下三次，利止而愈。此乃宿食积滞，停于胃肠，胃肠传导失职所致，证见腹痛拒按，热结旁流，下利黑便，谨遵仲景之意，宿食下利，当下之，下之乃愈，施以大承气汤以釜底抽薪、急下存阴。

三、少阳热利，和解枢机

少阳利主要表现为里急后重，即腹内窘迫急痛，肛门重坠，有便意但不能排出或排出不爽。此乃湿热内结，气机壅滞，腑气不通，内迫大肠所致，亦可兼见口苦、两侧头痛、胸胁胀满、阴囊潮湿等少阳证候，多因湿热内结，肝胆郁热化火，少阳枢机不利，横逆犯脾胃肠道所致。

邪犯少阳胆火上炎，枢机不利，治多调达肝胆之气，和解少阳枢机，方选黄芩汤，清热燥湿，调气泻胆，柔肝止利，《医方集解》称此方为"万世治痢之祖方"。《济生拔萃方》记载："本方治泄痢腹痛，或里急后重，身热久不愈，脉洪疾及下痢脓血稠粘。"主治腹痛伴里急后重，下利赤白脓血。

一赵性女子因饮食不洁，罹患泄泻，几经治疗不愈。一天如厕五六次，腹痛不爽，下利脓血便，赤多白少，又兼不思饮食，神疲体倦，口干口苦，舌红少津，脉弦细数。医投黄芩汤使下利止，腹痛减。此患者乃湿热稽留，损伤脉络，阴血亏虚。湿热内停，脾胃损伤，化生障碍，则见神情疲惫。湿热内迫大肠，传导失职，故见脓血杂下，赤多白少。方用黄芩汤清热燥湿，三七化瘀止血、山药滋阴健脾。诸药合用，使邪去正复。（详见《临证实验录》）

此外，少阳为枢，常枢机不利，小柴胡汤为和解少阳枢机之代表方，可用于少阳枢机不利所致下利，有异曲同工之妙，我在临证常将此方与黄芩汤联合运用，治少阳利功效更佳，若患者湿热壅滞，胆热迫肠，伴有大便不爽或黏腻不尽，我会在此基础上加大黄等攻下药，即后世芍药汤之意，通因通用。

四、二经合病，随证遣方

少阳阳明合病之下利，兼具阳明、少阳下利之特征，可偏于阳明热结旁流，亦也可偏于少阳里急后重，方选大柴胡汤、茵陈蒿汤、芍药汤。

大柴胡汤可和解少阳，通下里实，为少阳阳明双解之剂；而茵陈蒿汤之茵陈蒿走肝、胆经，可清热退湿，疏肝利胆，故亦可用于少阳阳明合病之下利，当然本方不限于邪犯少阳，凡湿热蕴结，腑气不通者，均可用之；后世医家创芍药汤，亦治少阳阳明二经合病之湿热下利，赤白相兼，里急后重。

《临证实验录》载郭性胆囊炎女子，泄泻五年有余，日下三四行，无脓血，腹痛里急，遇冷即泻，服附子理中丸不效。面色萎黄，胃纳可，足冷，口苦口干，口渴欲饮，腹满不痛，右胁肋疼痛拒按，舌边尖红赤，苔白腻，脉沉弦滑，病机虽复杂，然考虑患者下利为肝脾不和、脏腑功能紊乱所致，医予大柴胡汤治疗，获得良效。

五、厥阴下利，清热凉血

厥阴热利是因厥阴肝经湿热壅滞，损伤络脉，下迫大肠所致。热毒下迫大肠，故见里急，湿性重浊黏滞，气机阻滞，故见下重；内有热毒，热盛伤津，湿热蕴结，气不化津，故见渴欲饮水。因而厥阴热利见下利便脓血、里急后重、口渴欲饮等症状，治疗上当以清热燥湿、凉肝止利，选用白头翁汤。此外由于少阳、厥阴互为表里，肝胆相照，治疗上可相互联系，故少阳、厥阴之利可相互参考。

张锡纯曾治一中年妇人，于孟春感冒风寒。其人心中烦热口渴，下利脓血相杂，里急后重，一昼夜二十余次。舌苔白黄，左脉弦而有力，右脉洪而有力。脉洪主热，脉弦主肝火浮动，张师即其左右之脉象论之，断为阳明、厥阴合并病，以白虎加人参汤与白头翁汤加减。

症状除脉象外，患者感受风寒之邪，邪气循经传入阳明、厥阴经，郁而化热，热实亢盛，气不化津故见心中热、口渴；肝经湿热，故见下利脓血，里急后重。

具体处方中，白虎加人参汤清热益气生津，方中去知母、粳米，加芍药退热滋阴兼治下利，生山药养阴和胃，助人参固下止利。白头翁汤清热燥湿止利，方去黄连、黄柏，得白虎汤石膏寒凉之性以清热，加天花粉合人参生津止渴，如此疾病可愈。

结语

仲景所载热利常见太阳、阳明、少阳三阳经病变，亦有厥阴为例。表证下利，重在解表达邪，若热邪入里滋生湿热，当同时清热燥湿之利；阳明热利，热结旁流，治以急下存阴，通因通用；少阳热利，里急后重，治以疏肝利胆，和解枢机；少阳阳明二经合病，治以和解少阳、通下阳明；厥阴热利则清肝止利。中医强调人体、疾病之动态变化，临证须抓主证，"必伏其所主，而先其所因"，充分了解各种热利病变过程、疾病进展、证法方药，才能正确施治。

第54篇

少阴病心肾同治思想探析

仲景虽在《伤寒论》中将心肾之疾分布于不同篇章论治，然皆属少阴病，且在具体证治中亦可体现两者之间的密切关系。"心肾相交"是中医学中一个重要概念，很多情况下，临证时心、肾单可独论治者，有时会发现疗效并不理想，此可能忽视了心、肾之间的相互作用，即"心肾轴"问题。临证所遇心、肾之疾时，须注意交通心肾，以促水火相济，适当参以心肾同治之法。

一、水火相济，心肾相交

何谓"心肾轴"？心主火，肾主水，心火下降以温肾水，防止肾水太过泛滥，肾水上升以滋心火，防止心火太过亢奋，此心肾之间阴阳升降、水火互济的关系称为心肾轴。孙思邈首次以"水火相济"指代心肾相交，在《备急千金要方》中提出："夫心者，火也；肾者，水也。水火相济。"因此"心肾轴"实为水火相济、阴阳交通平衡理论的延伸。

二、水火不济，君相不和

心肾交感如果失常则称为心肾不交，具体来说就是心火居于上，不能下温肾水；肾水居于下，不能上滋心，阴阳水火不济，君相不和而出现病理表现。如黄连阿胶汤，患者肾水不足，不能上滋心火。此外，心火本身亦偏亢，虚实之火导致心火更旺，此属心肾不交之证；再如茯苓桂枝甘草大枣汤，心火不足，不能下温肾水，导致肾水泛滥，此亦水火不济之证。

三、心肾同治，以交水火

针对心肾不交证，《伤寒论》中有诸多心肾同治之方，如黄连阿胶汤、猪苓汤等，其中黄连阿胶汤兼顾虚实错杂问题，既滋肾阴，又清心火，攻补兼施，交通心肾，为治肾水不足，伴心火亢盛之代表方。

叶天士在《临证指南医案》中记载以黄连阿胶汤加减心肾同治一老年妇女，"相火内风旋转，熏灼胃脘，冲逆为呕，舌络被熏，则绛赤如火，消渴便阻，犹剩事耳"。患者见阴虚相火妄动之象，叶天士崇心肾同治，以调和阴阳水火之法，方用川连、生鸡子黄、白芍、阿胶、生地黄、天冬，共奏交通心肾之功。

此外，黄连阿胶汤心肾同治，对心肾不交之失眠、焦虑等精神神志异常疾病，皆可辨证用之，正如仲景所言"心中烦，不得卧，黄连阿胶汤主之"。方中有阿胶等滋腻之品，用时除辨析体质外，亦须兼顾患者脾胃运化功能，否则不仅影响疗效，亦会变生他证，详见本书第 58 篇。

猪苓汤证则是阴虚水热（湿热）互结证，亦为虚实错杂之证，肾阴亏于下，心火失滋，加之水饮凌心及湿热扰乱心神，则可见心烦、不得眠，此同样为心肾不交、火水未济所致。我临证曾治一反复发作妇科炎症患者，体质较差，每每劳累或情绪波动则易疾病复发，心烦、失眠严重，此典型湿热伴阴伤、心肾不交之证，给予猪苓汤加减，心肾同治，疗效显著。

此外，亦有桂枝加桂汤，有认为此方所加桂枝，为单纯治心，温心阳以降奔豚；有认为虽加桂枝，然可心肾同补，如冉雪峰在《冉注伤寒论》中云："桂枝温和，氤氲鼓荡，可内可外，可上可下。张锡纯《衷中参西录》疗肝胆气逆，兼天气下陷阴证，用一味桂枝救愈。升陷降逆，一物两擅其功，一方两收其效，得此而本方加桂之义，益以证明。"亦有认为所加之桂为肉桂，以引火归元，如余无言《金匮要略新义》言："余治奔豚证，均用桂枝汤，加顶上肉桂五分，冲服，药到病除，如响斯应。"徐灵胎《伤寒约编》言加肉桂钱半，恽铁樵亦谓当加肉桂，若如此说来，此方同样可理解成心肾同治方。

临证若遇温补心阳力度不够，我会佐以温肾阳，心肾同补，如曾治因心阳虚、心血瘀滞引起的冠心病患者，部分患者装有支架，初以桂枝甘草汤等温通心阳，尚可见效，然一段时间后，疗效减弱，遂在此基础之上加入温肾阳之药，尤其是加大附子、干姜用量，果有奇效，患者自感胸闷症状得到明显缓解。析其原因：一则心阳不足则肾水不温，肾水不温泛滥亦会牵制本已亏虚之心阳，故温肾化水亦可暖心；二则肾阳为一身阳气之本，君火衰惫时若得相火之助，则可心肾同安。因此，治疗心阳虚患者，可在温通心阳之际，兼以温补肾阳，上下互助，互根互用，使得君火以位，相火以明。

结语

少阴病涉及心、肾，正常情况下两者处于平衡状态，若任何一方出现偏颇，就会引起心肾轴失衡，导致心肾失交。临证应树立整体观念，体察阴阳，交通心肾，沟通上下。除单纯治心、治肾外，有时亦可心肾同治，以更好维护"心肾轴"动态稳定，使水火相济、心肾相交。

第55篇

从火衰作渴证治谈《伤寒论》反治思路

《素问·至真要大论》言："从者反治。"此亦为《伤寒论》中一个很重要的诊疗思路。反治，即在治病求本法则的指导下，针对疾病本质，采用顺从疾病假象性质的方药而治的一种治疗方法，又称从治，故其实质上仍是"治病求本"。仲景承袭先贤之理论经验，将其灵活运用于六经病中病机与症状表现不相一致的情形。

一、火衰作渴，布津于阳

仲景论及"自利不渴""自利而渴"为辨别太阴病与少阴病的重要依据，可见与太阴自利不渴，津液尚能输布上承相较而言，少阴虚寒下利下焦气化失司，津液失布、津不上承而渴是其代表性特征，舒驰远将此少阴虚寒而渴称为"火衰作渴"。

何谓"火衰作渴"？与少阴病猪苓汤证阴虚火旺、热盛伤津之口渴完全不同，"火衰作渴"乃因下焦真阳不足，火衰无以蒸化津液，津不上承，而导致口渴。举个形象例子，以前高楼水塔需要灌水才能给上层居民供水，而灌水则须水泵把水源源不断打上去，假如水泵压力不够，那么水塔就会缺水，上层居民就无水可用。本证中，膀胱就是起到水泵的作用，膀胱气化有赖于命门之火温煦，即类似于水泵压力，当肾阳不足时，膀胱气化功能亦会受到影响。换而言之，火衰作渴患者其实人体并不缺水，然肾阳虚衰，布津无权，津液不能上承，故口干口渴，类似于真寒假热证。

《伤寒论》第282条言："少阴病，欲吐不吐，心烦，但欲寐，五六日自利而渴者，属少阴也，虚故引水自救。若小便色白者，少阴病形悉具。"可见火衰作渴实乃少阴寒化证，故患者虽渴而饮水不多，常不喜冷饮，且兼见神衰欲寐，下利清谷，形寒肢冷，小便清长，舌苔白滑，脉微细等心肾阳气衰惫之表现。

《黄帝内经》云："寒淫于内，治以甘热。""寒淫所胜，平以辛热。"故本证治当以四逆汤等回阳救逆之方。大辛大热，直达下焦，温阳散寒，以治其本，真阳得复，温运得行，渴利自除，为《伤寒论》"反治法"之典例也。

二、以降求升，饮祛津承

除少阴病火衰作渴之外，五苓散论治口渴亦是仲景反治思路的重要体现。患者水气内停下焦膀胱，气化失司，津不上承，故患者亦出现口渴，此口渴显然区别于热甚津伤之白虎加人参汤证，与火衰作渴证类似，然病机及口渴程度有所不同。

具体而论，五苓散证之渴因太阳表证不解，内传入腑，脾不转输，膀胱气化不利，水道失调，水蓄于内，津液不能输布上承所致。对于这类患者，欲解其渴，若单与滋阴之品，恐有旧水尚未排解，又增新水，病情加重之变，故本证治以五苓散，化气利水，通里达表，脾复转输，肺复通调，膀胱气化得利，寓升于降，则表从汗解，饮随尿消，水精周流无碍，津液得以上承而口渴亦除。

三、病常自汗，以汗止汗

《伤寒论》桂枝汤证治亦有体现反治思路，此方不仅可治太阳中风证，亦能干预内伤杂病之自汗证，其中，此方治疗"自汗出"，通过发汗方式来治疗汗出，即是运用了以汗止汗的反治思路。

何以出现"汗自出"？仲景提出"卫气不共荣气和谐""卫气不和"。概而言之，关键在于营卫不和。中医学认为，气为谷所化，清者为营，浊者为卫，营在脉中，滋养卫气保其充盛，卫在脉外，固摄营阴防其外泄，营周不休，各司其位，保持相互平衡的状态。若营卫之间存在不和谐之气，打破此稳定状态，影响营卫正常交通，则使肌腠疏松而出现"自汗出"。

故仲景以桂枝汤微发其汗，祛除扰乱营卫生会之邪气，恢复营卫之间原有平衡状态，则汗出自愈，以此汗止汗之理。此外，方中桂枝发汗解表为君，芍药酸敛滋阴为臣，芍药看似敛汗，实则可更好促进桂枝发汗，此相反相成之理。如此一来，邪从汗而解，营卫调和，则无"自汗出"之患。值得注意的是，本方运用时切忌大汗，防止正气损伤，亦不利于祛除邪气。

四、热结旁流，通因通用

"通因通用"亦为反治之法，即运用通下法治疗下利不止之证，仲景在治疗少阴病热结旁流，患者出现"自利清水，色纯青，心下必痛，口干燥者"，即采用了通因通用之法，方用大承气汤，以下止泻，急下燥屎，釜底抽薪而保阴液。

《伤寒论》中通因通用之良方诸多，除上述大承气汤外，尚有十枣汤攻逐水饮，以治水饮下注之利。故临床遇到腹泻患者，不可见泻止泻，应明晰脉证，以求其本，正确应用止泻和通利之法。

此思路在大柴胡汤及茵陈蒿汤临证运用时常可借鉴，我面对此类方证的患者时，并非一定大便秘结才可运用，有时患者湿热壅滞腑气，大便下利黏腻不畅或热结旁流，亦可用之，多数药后不仅不会水泻，反而变干恢复正常，当然前提是患者正气尚存，可耐攻下。

五、便血色黑，化瘀止血

仲景治阳明蓄血证，患者因瘀血停积肠道，"屎虽硬，大便反易，其色必黑者"，运用抵当汤通腑泄热，破血逐瘀。见出血不是收敛止血，而是以活血破血之法化瘀止血，正如缪希雍所言："宜行血不宜止血。"此亦为反治之法。详见本书第28篇。

关于化瘀止血法，我临证曾治一子宫肌瘤患者，中医辨证为气滞血瘀证，由于其肌瘤所长位置特殊，导致每每月经发生崩漏，出血量甚多，伴有贫血，前医多以收敛止血方药治之，然患者不仅月经未少，反而更加乏力不适。此经多之根源在于瘀血积聚，瘀血不去，血不循经，出血不止，故改用活血、破血之法，以血府逐瘀汤、抵当汤再加莪术、三棱、延胡索及鬼箭羽等组方治之，数月后经量有所改善，贫血亦有所好转。

六、阴盛格阳，以热退热

《伤寒论》少阴病篇之阴盛格阳证及阴盛戴阳证，患者阳气重虚，阴寒太盛，格拒虚阳于外或上，分别以通脉四逆汤、白通汤治之，仲景重用温阳之药治疗"身反不恶寒""其人面色赤"等热象，以热药退虚热，亦为反治思路之体现，详见本书第 56 篇。

七、寒格阳药，咸寒反佐

当病性太盛，正治药物被格拒，则可采用反佐之法，正如《素问·至真要大论》所云："奇之不去，则偶之，是谓重方；偶之不去，则反佐以取之，所谓寒热温凉，反从其病也。"《伤寒论》通脉四逆加猪胆汁汤及白通加猪胆汁汤，组方温阳佐以咸寒，即为此意。

对于阳气将竭的危重患者来说，由于阴寒盛于内，通脉四逆汤及白通汤等温热之剂易被体内阴寒格拒于外，而发生阳药不受的情况。然病势危急，非阳药不可救，则可用咸寒之猪胆汁、人尿反佐辛热之附子、干姜，引阳入阴，阳药以阴药为开路使，直入寒脏，以复其阳，阴阳相接，浮阳得收则病瘥。

结语

仲景反治思路体现在《伤寒论》众多方证之中，其根本机理是辨证论治，透过现象看本质，把握症状背后的根本病机，才是治疗疾病之关键。医者临证运用反治思路，须辨清寒、热、虚、实之真假，通过四诊合参，并结合病因、病程、治疗经过，以及患者体质、精神状况等因素综合分析，去伪存真，知犯何逆，真正做到"治病必求其本"。

第56篇

论治阳虚上火之附子泻心汤与通脉四逆汤

重视阳气为《伤寒论》核心思想，阳虚不仅会表现寒象，亦可出现热象，即阳虚上火，此类疾病证治方药众多，除我们之前所论三泻心汤之外，亦有附子泻心汤及通脉四逆汤，两方病机与临证表现多有不同，当须鉴别。

一、审析明辨，虚实寒热

辨治之关键为识证，正如《临证指南医案》言："医道贵乎识证、立法、用方，此为三大关键……然三者之中，识证尤为紧要。"《伤寒论》附子泻心汤证（第155条）与通脉四逆汤证（第317条）皆可见阳气不足而致上火之表现，但其根本机制迥然各异，病证不相同。临证之时应四诊并重，诸法参用，以辨其病机之虚实寒热。

历代医家对附子泻心汤有看法，如柯韵伯所言："若汗出是胃实，则不当用附子，若汗出为亡阳，又乌可用芩连乎。"以此质疑附子泻心汤的配伍。从临证而来，我认为附子泻心汤配伍其实并不矛盾，其所治肾阳虚兼热痞之证，为肾阳虚，导致上火，虚为真虚，火为实火，即下虚寒上实热证，此阴阳并存之哲学思想，治当泄热消痞，同时温补命门之火。

附子泻心汤证在日常生活中较为常见，如劳累后阳气不足，导致牙龈肿痛、口腔溃疡等因虚致实火的病证，我临证亦将其用于消化道溃疡、胃脘痛等消化系统疾病，辨证属于中焦有热伴肾阳不足者。

通脉四逆汤所治阳虚上火之机制则为阴寒内盛，阳气极虚，阴盛格虚阳于外，因此其阳虚上火之病性实为虚火，乃虚阳外越之表现，即表热里寒、真寒假热证，须回阳救逆，通达内外。

通脉四逆汤证临证可见阳虚甚时，出现假热之象，此热不同于附子泻心汤之实热，患者虽有发热，然整体状态较差，且有阳虚之端倪，详见本书第 7 篇。

二、探病究机，对证施治

附子泻心汤证与通脉四逆汤证俱为阳虚所引起之病证，且都伴有上火之症，然从其方药配伍差别，可推知此二证之区别所在。两方之证治体现了仲景辨证论治思想，方从法出，法随证立。

附子泻心汤证病机为肾阳（卫阳）衰虚，胃热气滞，病位在肾（卫）与胃。分析《伤寒论》第 155 条，"心下痞"乃气机阻塞不舒所引起患者自觉胃脘部有痞塞不开之感，按之柔软不痛，排除体内有痰水积聚之实邪，关上浮则说明有热壅气滞于中焦，乃热痞；而恶寒但不发热，且伴有汗出，是由于命门火衰，温煦、固摄无权所致，当然亦有卫阳衰虚之说法，言其温煦无权而恶寒，调节腠理开合失职而汗出。

此虚实寒热错杂证治疗时，仅温肾固表则助里热，只苦寒清里则伤阳气，故附子泻心汤以附子温肾固阳、护卫扶表，同时以大黄、黄连、黄芩清其实火，寒热并用，温清兼施，三黄得附子，取苦寒之性但不留阴邪，附子得三黄，取辛热之性而不伤津液，此类寒热药物配伍在《伤寒论》中多有记载，符合临证实际。也有学者认为此方与黄连汤、乌梅丸等同属清上温下剂，均可用于上热下寒证，但黄连汤无大黄及附子，而乌梅丸则丸药力轻，清上温下之力显然皆不及附子泻心汤。

而通脉四逆汤证实为阴盛格阳证，为表热实而里虚寒，临证常有阴阳离决之势。分析《伤寒论》第 317 条，"身反不恶寒"区别于阳虚发热之恶寒，亦不同于表证之发热恶寒，此乃阴寒逼迫虚阳外越之表现，外越至肌表则身不恶寒；格拒虚火于上，则"其人面色赤"，患者面红如妆；上浮至咽部，则可见咽痛；而命门火衰，火不暖土，则可见下利清谷、腹痛干呕；从"手足厥逆，脉微欲绝"则可知真阳之衰竭。

此真寒假热证治疗时，当重用温阳之法，所用通脉四逆汤，方由生附子、干姜、炙甘草组成，较四逆汤，重用附子，倍用干姜，为破阴回阳，通达内外之剂。此方退热之法与附子泻心汤不同，乃扶阳以退虚火。

三、洞悉其度，临证解析

附子泻心汤与通脉四逆汤所治阳虚上火除病位相异，病情危重程度亦不同。附子泻心汤证乃胃热兼肾阳（卫阳）虚证，治以温肾（卫）并清胃火，刘渡舟曾记载一患者见心胃火热之象，舌质反淡嫩且有齿痕，苔薄白，再询其证，却有大便稀溏等寒象。以附子泻心汤略减大黄用量治之，药后火热已消，但仍畏寒，便续上方加大附子剂量，又服后，诸症随之而安。

从刘渡舟医案来看，病患寒热并见，中焦火热，气机痞塞，兼有阳虚。《素问·阴阳应象大论》提出"壮火食气""少火生气"，此少火、壮火可理解为"少火"为生理之火，可以生化阳气，是全身功能正常运作之生理基础，而"壮火"为病理之火，蚕食阳气，化散阳气，使得阳气衰虚。在附子泻心汤证中，患者阳气愈衰则火愈盛，火愈盛则阳气愈衰，故此方同时着眼于邪火亢盛与肾阳虚衰，治以温少火，清壮火。二诊时加大附子用量，盖因患者阳虚程度较甚，用之不易助火。

而通脉四逆汤所治为阴盛格阳证，有阴阳离决之势，较附子泻心汤所治之证，患者阳虚更甚，须回阳救逆，临证之时应根据病机，辨证施治。前述喻嘉言以通脉四逆汤加人参治徐国祯真寒假热之病证，即为此理，详见本书第7篇。

徐国祯之疾本是阴盛格阳，虚阳外越，前医却以下法治之，此易散伤微阳，可致亡阳。真寒假热证当忌大黄、芒硝、黄连、石膏等清火之药，临证用之须鉴别排除此证，方可运用，如《伤寒论》第176条言："伤寒脉浮滑，此以表有热、里有寒，白虎汤主之。"此条文可理解为"此非表有热里有寒"，即排除阴盛格阳证，方可以白虎汤治疗，详见本书第34篇。幸得喻师及时改投通脉四逆汤，回阳救逆，加以人参大补元气，患者才幸免于难。因此临证之时，鉴别虚实、寒热真假具有重要意义，否则失治、误治则可导致亡阴、亡阳，甚至患者性命不保。

结语

同为阳虚上火，附子泻心汤证与通脉四逆汤证之病性、病位、程度皆有不同。附子泻心汤证为中焦实火兼肾阳（卫阳）虚衰，故治疗重在泄热消痞，扶正固阳（表），通脉四逆汤证为阴盛格阳，虚阳外越，故治疗重在破阴回阳，交通内外，显然后者阳虚程度更为严重。医者临证须辨寒热之真假，明上火之虚实，鉴别选方，调整用药。

第57篇

从猪苓汤证思考反复发作湿热类疾病证治

《伤寒论》之猪苓汤，所治为里热、水停、阴虚并见证，病位主要在下焦，其扶正祛邪，为后世开创滋阴利水法之先河。此外，针对此方所治虚实错杂的特点，我临证发现其在治疗反复发作湿热类疾病时效果显著，主要是契合此类疾病湿热伴阴伤之病机。

一、湿热阴伤，迁延难愈

湿热为患所以迁延难愈，呈反复发作之势，是由于湿为阴邪，其性重浊黏滞，易阻碍气机，气机阻滞又使湿邪不得运化，加剧疾病缠绵；热为阳邪，亦耗伤阴液，正伤则邪更难祛。此外，湿、热两邪，一阴一阳，交织相合，如油入面，难舍难分，亦导致疾病迁延不愈。

此外，湿性重浊下坠，故湿热之邪常可侵犯人体下焦，久之则伴阴伤，临证常见一些下焦疾病，如妇科疾病、急慢性肾炎、尿路感染等反复发作，其根本原因除邪实外，更重要在于阴伤或正气损伤，治疗时当虚实兼顾，甚至我有时发现，对于此类疾病，扶正比祛邪更为重要。

二、阿胶补虚，所奏奇效

湿热类疾病日久多伴阴伤，此为疾病反复发作的重要原因，仲景常用猪苓汤清利湿热、滋阴养血，适合此类疾病治疗。方中除猪苓、茯苓、泽泻、滑石清利湿热外，更加阿胶养血滋阴，此为本方滋阴扶正之关键。

阿胶为血肉有情之品，性味甘平，功能补血止血，滋阴润燥，为扶正祛邪之要药。《神农本草经》记载："阿胶，一名傅致胶。味甘，平，无毒。治心腹内崩，劳极，洒洒如疟状，腰腹痛，四肢酸疼，女子下血，安胎。久服轻身益气。"

我临证曾遇一湿热下注之妇科炎症患者，起初使用抗生素及清热解毒、清热燥湿等中药，如金银花、连翘、红藤、败酱草、苦参等，颇有疗效，然反复发作，久之患者对药物产生耐受，抗生素和中药皆难奏效。我治疗时除清利湿热外，亦加入滋养阴血之药如地黄、白芍、阿胶等，以扶正祛邪，一段时间后，病证改善，亦少有反复。

湿热之邪除困于下焦外，因热性炎上，故亦可能侵犯上焦，若在肺，则可表现为痰热。我曾治痰热（湿热）所致咳嗽患者，起初效果不甚明显，后我放弃之前清热化痰、宣肺止咳之法，加入益气生津、滋阴养肺之药，以沙参麦冬汤、清燥救肺汤（含阿胶）等为治，不曾想患者咳嗽、咳痰症状得到明显缓解，其中所用阿胶，不仅滋阴补血，亦可生津养肺，正如柯韵伯在《伤寒来苏集》中言："阿胶以生津也。"

此外，对于湿热阻闭关节经络日久所致的风湿痹痛患者，起初用清湿热止痹痛之药尚具疗效，然逐渐失效，病情反复，此因痹久多虚，当在此基础上，加入阿胶、白芍、山茱萸等滋养阴血之药，可达意想不到之效。

三、扶正祛邪，中土为先

猪苓汤以阿胶滋阴养血，然此类药物易滋腻碍胃，故须考虑脾胃运化功能，故在滋阴时，仲景并非一味用滋阴之品，亦注意配合健脾促运。此外，只有脾胃功能健旺，才可阴液化生有源，注重调补脾胃，以达津液自生之目的，正如《医学实在易》指出："千古滋阴都误解，太阴脾土要扶持。"

我曾治一反复发作尿路感染患者，前医辨证为湿热之邪内停，多用苦寒之药，久之脾胃损伤，日渐消瘦，每次疲劳、情绪不佳时皆会出现尿频、尿急、尿路刺痛等症状，痛苦难耐。对此我摒弃前医之药，转为扶助正气，只有正气充足才能祛邪外出，此乃中医治病求本之理，遂以猪苓汤为治疗主方，然恐阿胶滋腻碍胃，故配伍理中丸、保和丸之类一起服用，连续调理3个月，诸症缓解，亦未见脾胃功能受损。

四、注重运化，不拘舌苔

我临证运用猪苓汤时，患者因湿热内停，舌苔常可厚腻，然见厚腻苔为何还用阿胶，此为湿热伴阴伤证治疗中常遇之矛盾。我在遇到此类疾病时，常会暂时舍弃患者舌苔的情况而重点考虑其脾胃运化，若功能尚可，则大胆加入滋阴之药，除阿胶外，四物汤、六味地黄丸等亦常用之。

此类滋阴扶正之药，乃疾病治疗之必须，在脾胃运化尚可情况下用之，可调动人体正气，消除体内湿热之邪，即扶正祛邪。若患者脾胃运化功能低下，又须滋阴扶正，则常用沙参、麦冬、玄参、天花粉、山药及人参等平补养阴之品，补益阴液而不滋腻碍胃。临证发现，在很多情况下，加入滋阴药物之后，患者舌苔不仅不会变厚，反而有所好转，此反其道而治之，为我临证经验所得。当然，若患者运用滋阴药物后，有碍胃、运化功能下降之兆，则须调整剂量或停服。

结语

湿热伴阴伤类疾病反复发作，治宜清热利水、育阴扶正，首选猪苓汤。此方之所以奏效，在于其虚实兼顾，扶正祛邪，切中反复发作湿热类疾病之要点。鉴于此方中有滋腻之品阿胶，临证运用时，须把握患者脾胃运化功能，中土虚弱者谨慎用之。此外，不可仅停留于舌苔厚薄，当根据患者具体脾胃运化及阴伤情况而灵活用之。

伤寒琢

第58篇

张仲景运用阿胶养血安神等思路探析

仲景应用阿胶方药很多，如黄连阿胶汤、猪苓汤、炙甘草汤、胶艾汤等，此药除补血、止血外，亦具养血安神助眠之效。以失眠为例，现世生活节奏加快，生活压力增加，此类群体日益扩大，世人多推崇以阿胶养血安神治失眠。然病有病机，人分体质，应用阿胶必先辨识病机、体质，适者用之，不可一概而论。

一、安神养心，助眠养血

阿胶养心安神之效，在《伤寒论》中多有体现，第303条言："少阴病，得之二三日以上，心中烦，不得卧，黄连阿胶汤主之。"心主神明，以清净为要，患者心有郁火，火盛则津伤，心火煎熬心神，则入夜阳不入阴而难眠，故心中，烦不得卧；此外，"精化气，气化神"，阴虚心神无以化生，则心烦不眠更甚。此方交通心肾，扶阴散热，可安神助眠，其中阿胶为血肉有情之品，滋养阴血，收敛精气，以壮肾水，补肾水以滋心火，配伍黄连、黄芩清心火，使水火相济、阴阳和合，则失眠可治。

又如《伤寒论》第319条言："少阴病，下利六七日，咳而呕渴，心烦，不得眠者，猪苓汤主之。"患者湿热日久伤阴，阴虚生热，热扰心神而心烦不得眠，此方可利水祛湿，清热养阴。方中阿胶不仅具养阴血之功，伍利水之药，滋阴而不助水，利水而不伤阴，且有安神助眠之效，治湿热、阴虚导致虚实之火扰心之证。

再如《伤寒论》第177条言："伤寒脉结代，心动悸，炙甘草汤主之。"患者心阳虚鼓动无力，心阴虚脉道不充，则脉动而失度，不能相续，发为结代脉；气血阴阳亏虚，心神失养则心动悸不安。此方重在益气滋阴、通阳复脉，用阿胶以滋阴养血、养心复脉，虽未直接言及治失眠，然根据此方组方及药物功效，推测其亦可安神助眠，我临证亦得验证。

二、阿胶配伍，方多效广

仲景察证而伍药，使用阿胶入药颇有规律，除了上述《伤寒论》三方外，在《金匮要略》中亦有应用：如以阿胶配生地可补血止血，用于多种出血证，黄土汤、胶艾汤即有此意；以阿胶配艾叶可温经止血安胎，调和冲任，如胶艾汤、胶姜汤；以阿胶配伍温阳之品则可暖胞宫，如温经汤，即可治疗宫寒所致各种妇科疾病；阿胶又可配苦寒之品以清热止利、养血滋阴，如白头翁加甘草阿胶汤，用于产后下利虚极，此配伍思路对后世治下利便脓血有所启示，如《卫生宝鉴》曰："热毒入胃，下利脓血。"《医宗必读》曰："治温毒下利脓血，少阴烦躁不得卧。"皆以黄连阿胶汤治之；而阿胶佐大黄，甘遂又可破血逐水，主治水血互结于血室证，"妇人少腹满如敦状，小便微难而不渴，生后者，此为水与血并结在血室也，大黄甘遂汤主之"。故医者临证运用阿胶须辨证变通，随病证配伍，以求适应。

我临证亦常喜用阿胶入膏或组方煎服，不仅治疗心烦失眠，应用于血虚萎黄、皮肤欠弹性、眩晕心悸、肌痿无力、虚风内动、肺燥咳嗽、劳咳咯血、吐血、便血崩漏、贫血等方面，亦具有显著疗效，根本还在于其补益气血之功。

三、辨识体质，妄用留寇

仲景年代，民多食不果腹，衣不裹体，摄入营养不足，久之气血亏虚，此阴血不足之体适用阿胶。我临证面对素体气血不足、体形消瘦患者，或过度节食减肥，致气血不足患者，皆常用阿胶，滋阴养血，现代营养学认为可补充胶原蛋白。若经济条件不允许长期用阿胶，可适当以猪皮代阿胶，《伤寒论》猪肤汤即有此意，而对于偏于阳虚、精血不足患者，亦可用羊皮。我曾治一长期素食而致血小板偏低患者，乏力倦怠，面色萎黄，失眠尤甚，因患者无法坚持长期服用阿胶，便劝其服用猪皮或猪蹄替代，1 个月后诸症显著改善，3 个月复查血小板已接近正常。

阿胶适用于气血不足人群，然若是中医辨证为纯实证的"三高"、脂肪肝等营养过剩患者，则须谨慎服用。如治失眠，此药虽具补血养心、安神助眠之功，但并非所有人都适用，不可盲目使用。

　　曾有一更年期妇女，因失眠求医，前医草率辨证，误以黄连阿胶汤治之，服后自感不适，明显上火，甚见眼睛有出血点。盖其为湿热壅滞实证之体，体格壮实，营养过剩，此湿热扰心而致不眠，不宜用阿胶。

　　纯实证之体，再用阿胶则实邪更盛，不仅效果欠佳，反而会出现上火之象，如口鼻生疮、眼干发红，甚至便秘、便血等，得不偿失。很多人以为唯温阳药使人上火，此为误区，滋阴养血药若误用不得法亦会上火。

　　此外，纯实证或外感等患者妄用阿胶易闭门留寇，如朱丹溪所言："久嗽久痢，虚劳失血者宜用。若邪胜初发者，用之强闭其邪而生他证。"《本草述》亦言："即治吐衄，可徐徐奏功于虚损，而暴热为患者，或外感抑郁为患者，或怒气初盛为患者，亦当审用。"前人所言皆述此理。且阿胶有补血止血之性，经期一般不需服用，恐月经不畅而致经期紊乱，甚则闭门留瘀。曾有一患者未遵医嘱，擅自以阿胶峻补，反月事延后，后嘱其停用，加以活血理气之品恢复，当然亦须一分为二看问题。若患者确实月经过多，气血重虚，则可适当运用，不可拘泥。此外，若患者为瘀血体质，体内有瘀，肤色晦暗，有瘀斑、瘀点亦须谨慎服用阿胶，恐瘀血不除，疾病难愈，实在需要，则可仿桃红四物汤之法，适当配伍活血化瘀之药，以求动静结合，相反相成。当然，阿胶滋腻碍胃，若患者脾胃运化功能欠佳，用时亦当注意。

　　以膏方为例，临证常用阿胶收膏，又可补益精血、安神助眠，对于长期失眠患者，我常推荐其服用含阿胶膏方，诸多患者自诉药后睡眠明显得到改善。需要强调的是，开具含阿胶的膏方亦须先辨识体质，再因人辨证施膏，若患者虽有气血亏虚表现，面色萎黄无华，动则疲倦，然脾胃之气尚可，运化正常，亦无外感，且非单纯的阳热、湿热、痰热体质者，则可用运用阿胶；反之，则须谨慎，实在要用，则须配伍。若脾胃虚弱者适当配伍健脾助运之药，而纯实证体质者则适当配伍祛邪之药，可有效避免不良反应。

结语

　　阿胶是滋阴养血良药，又有安神助眠等多种功效，然使用阿胶须辨识体质，不可贸然便用。此药适用于气血不足之体，且脾运尚可，而不宜用于痰热、湿热等纯实证之人，否则将郁而化热，助长湿热，同时外感患者亦当谨慎，恐闭门留寇，而生他证，故临证应辨证施治，合理用药。

第59篇

乌梅丸从治蛔厥到治久利之思考

《伤寒论》乌梅丸常被认为是针对蛔厥证而设，其原因主要有二：一者由于仲景在《伤寒论》第338条论述蛔厥证，明确提出："蛔厥者，乌梅丸主之。"再者后世临证发现该方对蛔虫病确有疗效。但由于现代卫生条件改善，蛔虫感染已较少见，然乌梅丸这一经典方剂并未在历史中暗淡，因其临证运用远不止于此，除蛔厥证外，亦可被广泛用于其他多种病证，如仲景所谓"又主久利"，其基本病机多与厥阴病上热下寒证有关，此为本方临证运用之根本。

一、蛔厥之本，在内环境

乌梅丸所主蛔厥一证，其机理一方面是患者脾虚肠中寒，致使蛔不能安其位，内扰上窜；另一方面由于肝郁化火，邪火犯胃致胃中热，加之蛔扰上窜，蛔热相合致使心神被扰，胃失和降，故见心烦、呕、常自吐蛔；再者肝木乘土以及蛔扰致痛，导致气机不利，阳气不能外达而出现四肢逆冷。可见蛔厥病机关键是脾虚肠寒，肝木夹邪热乘犯，致使脾胃气机不利，升降失常，热自胃热，寒自脾肠寒而导致上热下寒证。

再议厥阴病提纲："厥阴之为病，消渴，气上撞心，心中疼热，饥而不欲食，食则吐蛔。下之利不止。"细究其病机是邪入厥阴，一方面气郁化火犯胃为上热，郁火灼伤津液故而消渴；厥阴之脉夹胃，上贯膈，肝热循经上扰犯胃则气上撞心，心中疼热；胃热则消谷，津伤则嘈杂善饥；另一方面脾气虚寒，又被木伐，运化失司，则饥不欲食，脾虚肠寒，蛔虫上扰，故食则吐蛔，因脾虚肠寒，故误用苦寒攻下，脾阳更伤而下利不止。所以提纲证所揭示亦为肝热犯胃乘脾所致的寒热错杂、上热下寒证，而以脾虚肠寒为甚，此与蛔厥证病机相一致，验证了蛔厥与人体内环境之关系。此外，亦可看出此提纲并非为厥阴病整体而设，而是仅针对乌梅丸所立。

二、安蛔之重，须调体质

乌梅丸是治疗蛔厥证的主方，由乌梅、细辛、桂枝、人参、附子，蜀椒、干姜、黄连、黄柏、当归组成，关于本方治蛔，目前大多认为其重用酸敛之乌梅，并用醋浸制，同味相求，增强其酸性，能制蛔虫扰动；蜀椒、细辛味辛而麻辣，又能杀虫、伏虫；而黄连、黄柏则下虫等。正如柯韵伯言蛔："得酸则静，得辛则伏，得苦则下。"这固然是一种解释，却忽略了安蛔的本质，即调体质，调节蛔虫生存的内环境。本方由大量温阳药物与适量苦寒燥湿药物组成，能够改善肠道内环境。此外，苦寒药相略于温阳药，可以温阳为治疗主线的基础上起到相反相成作用，当肠内阳气充足，则蛔虫不再四处游走，腹痛亦得缓，故名安蛔。

三、杂病辨治，当契病机

若以为乌梅丸仅治蛔厥，则是对本方的严重误导，陈元犀亦述："此为厥阴之总方，注家第谓蛔得酸则静，得辛则伏，得苦则下，犹浅视乎乌梅丸也。"乌梅丸除治蛔厥外，可更多用于其他内伤杂病，此本方千年为用而经久不衰之根本，正如陈修园所述："又，凡厥阴之变证不一，无论见虫不见虫，辨其气化不拘形迹，皆可统以乌梅丸主之。"

仲景所云乌梅丸又主久利，何也？此久利之证，因久利，必伤脾阳，阳伤累及肠寒，甚有伤命门火之说，方中附子、干姜、桂枝、细辛、蜀椒、人参即有温阳补气之功；患者亦常年苦于久利，情志必有不畅，肝阴暗耗，久郁化火，郁火乘犯脾胃，致使中焦脾胃升降失常，胃热肠寒，而形成上热下寒、寒热错杂、虚实夹杂之证，故方中除有调肝脾之药外，亦有清火之黄连、黄柏；然针对肝木之病，何以不用柴胡疏肝解郁，或以茵陈调达肝胆，此因厥阴日久，肝火伤及肝血，甚气血阴阳皆虚，故当兼顾正气，调肝、柔肝，方中乌梅、当归即为此设，此外，由于久利伤正，乌梅味酸可敛散越之气以固本元，正如《医学衷中参西录》云："凡脱，皆脱在肝。"故张锡纯重用味酸之山茱萸救脱，与乌梅丸重用乌梅理出一辙，而方中黄连、黄柏苦寒则亦有一定协同作用，如《金匮要略》云："夫肝之病，补用酸，助用焦苦，益用甘味之药调之。"

总之，本方诸药酸柔养肝、寒温并用、清上温下、辛开苦降，亦有调、补气血阴阳之意，故可治因肝木乘土导致上热下寒、寒热错杂的久利之证。《圣济总录》曾用本方治产后"冷热痢"，久下不止。我亦曾治一胆囊术后久利患者，自诉常年不知便干，久之消瘦，腹冷，因房事妻欲与其离婚，郁郁寡欢，遂寻求治疗，此典型寒热错杂，脾弱胃强兼有肝郁，或伴肝血不足之证，遂以乌梅丸治之，数周开始便干，食欲增，数月体重有所增加，夫妻和。

除久利外，临证遇到相同病证之其他内伤杂病亦可考虑，如《伤寒类方汇参》用此方治疗腹痛冷饮，睾丸肿痛，颠顶痛等。我曾治一宫寒妇科炎症患者，常年压力过大，宫寒痛经，手脚冰凉，前又因房事不洁，感染妇科炎症，每遇疲劳及压力疾病复发，视力及记忆力皆有所减退，后予乌梅丸起效。

结语

《伤寒论》乌梅丸自诞生之后就被历代医家用于蛔厥证治疗，曾一度被誉为蛔厥专方。然我深入分析乌梅丸所主蛔厥证之病机，并结合厥阴病提纲证分析此类上热下寒证的特征，再从乌梅丸配伍和药用分析，知乌梅丸主治范围远不拘于蛔厥一证，凡涉及肝胆脾胃不和之上热下寒证，不管何种内伤杂病皆可适当考虑，不拘一格，灵活运用。

第60篇

浅谈血虚寒凝厥证治思路

厥证乃《伤寒论》厥阴病篇重要内容，"凡厥者，阴阳气不相顺接，便为厥。厥者，手足逆冷者是也"。其中血虚寒凝厥为典型虚实错杂厥，常用方有当归四逆汤及当归四逆加吴茱萸生姜汤等，临证运用时，把握血虚、寒凝、疼痛等辨证要点，随证治之。

一、审病求机，虚实错杂

血虚寒凝厥证可表现为手足厥冷、脉细欲绝，审其病机，主要为气血亏虚兼有寒凝肝经。血虚，责之于气血不足，一是由于先天体质因素，二是由于后天饮食失常、失血等原因所引起之气血不足；寒凝，盖患者素体血虚而又经脉受寒，寒邪凝滞。

本证主要病位责之于肝，肝血不足，血虚则脉道不充而见脉细，加之阴寒凝滞，脉道运行不畅，故脉细欲绝；寒凝肝气，气血运行不利，四肢失于充养，而见手足厥寒；且肝主筋脉，血虚肝经失于濡养，或者寒凝肝经，均可引起拘挛疼痛。

此外，血虚、寒凝之间相互影响，血虚不能载阳，导致寒凝；而寒邪入络，不仅影响脉道运行，久之亦可引起阴血损伤，加重疼痛，正如《素问·举痛论》所言："寒气入经而稽迟，泣而不行，客于脉外则血少，客于脉中则气不通，故卒然而痛。"

二、养血暖宫，妇科圣方

仲景针对血虚寒凝厥，治以温经散寒，养血通脉之当归四逆汤及当归四逆加吴茱萸生姜汤，《伤寒论》第 351 条言："手足厥冷，脉细欲绝者，当归四逆汤主之。"第 352 条又云："若其人内有久寒者,宜当归四逆加吴茱萸生姜汤主之。"当归四逆汤证所治为典型血虚寒凝厥,而当归四逆加吴茱萸生姜汤则寒凝程度更重。两方皆可走肝经,养肝血、散肝寒,女子以肝为本,符合此类病机之妇女诸多,故两方在妇科临证运用广泛,养血暖宫,为妇科之圣方,可治疗各种血虚寒凝之妇科疾病,患者可见手足厥冷,或见四肢疼痛、身痛腰痛、月经愆期、痛经、量少色暗等。

临证运用两方时,当把握三大主要病证:血虚、寒凝、疼痛,若皆见则基本可考虑运用,我喜用此方治疗由于血虚阴寒凝结所致之痛经患者,疗效十分显著。我曾治一子宫腺肌症患者,此患者气血不足,面色苍白,指甲无华,月经量时而稀少,时而显著增加,此典型血虚证,血虚日久,亦伴有阴寒凝结,故有痛经且痛势剧烈。采用养血、散寒、活血、止痛之思路,治用当归四逆汤养血散寒,温经通络,有所疗效,后因患者阴寒凝结较甚,又加上吴茱萸、生姜温散肝经寒邪,病情逐渐好转。

临证运用时,除以上述方中桂枝、细辛、吴茱萸、生姜温肝散寒外,亦可酌情使用台乌药、小茴香等辛温之性药物,甚至还可以温肾阳之附子、干姜等,增加温阳力度,亦可参照乌梅丸温散寒邪之思路,对治疗女性痛经、胸胁疼痛,甚至经行头痛皆具有显著作用。

三、法随证立,效如桴鼓

临证把握当归四逆汤及其类方之方证特征,依法而治。其治疗思路运用范围十分广泛,除治疗女性患者血虚寒凝之证外,男子寒疝、睾丸掣痛等亦可辨证使用。我曾运用此思路治一男性患者,其由于寒凝肝经,引起睾丸炎,睾丸疼痛剧烈。患者平素气血不足,又洗冷水澡感寒后引起睾丸剧烈疼痛,故予当归四逆加吴茱萸生姜汤养血通脉,暖肝温胃,酌加乌药、茴香、香附、橘核、荔枝核等理气药物,调气止痛,并以清酒扶助药力,加强活血祛寒之功,效如桴鼓。

血虚寒凝证亦可见于手足冻疮患者,不论未溃或已溃者,均可以本方加减运用,正如《诸病源候论·冷疮候》云:"然血虚者,亦易伤于邪,若中触风寒,则冷气入于疮,令血涩不行,其疮也顽。"我亦曾治过此类患者,每年入冬天气转冷其手上就生冻疮,反复发作,迁延不愈,求助于我。遂让患者每年入冬生冻疮之前,予当归四逆加吴茱萸生姜汤调理气血,冻疮未再

伤寒琢

发过。

除上述疾病外，现代临床多用当归四逆汤及其类方加减治疗雷诺综合征、血栓闭塞性脉管炎、肩周炎、风湿性关节炎等证属血虚寒凝者。偏下肢者酌加川续断、牛膝、鸡血藤、木瓜等；如血虚较甚者，加鹿角胶、熟地黄、阿胶等；阳虚寒凝较甚者，加附子、肉桂、干姜、威灵仙、乌药、茴香等。

结语

血虚寒凝厥以血虚、寒凝、疼痛、手足厥冷等为主要临床表现，究其病机，气血亏虚为其基础，寒凝于里乃其核心，仲景所用当归四逆汤及当归四逆加吴茱萸生姜汤，从古沿用至今，全方温经散寒、养血通脉，为治血虚寒凝证之经典方剂。故医者临证遇符合气血亏虚，兼有阴寒凝滞者，不管是妇科疾病，抑或其他杂病，皆可考虑运用。

后记

　　仲景之说自东汉以来，历代皆有发展，时至今日仍方兴未艾，其价值丝毫未因年代久远而减弱。中医传承之关键在于经典，然当须有所创新，而创新之根本在于临证，此中医千年不衰之魅力所在，亦为仲景著书传世之初衷也。经典须从临证而来，得到实践之检验，方可经得起历史推敲。

　　《伤寒琢》为吾多年研究、临证实践及课堂教授《伤寒论》之心得体会，最初以视频形式发布于网络，后经文字整理，并重新编纂而成，历经千辛，呕心沥血，日夜斟酌，以期琢磨仲景思想之真谛。书中不少观点为本人首提，皆源自临证体会，为一家之言，以求抛砖引玉，望能引起读者共鸣，期围炉而论，并予斧正，正所谓"三人行，必有我师焉"。

虞山医派对张仲景学术思想继承发展刍议

常熟虞山人文荟萃，除广为熟知以严天池为代表的虞山琴派，以黄公望为代表的虞山画派外，尚有虞山医派，古今代表医家众多，如赵开美、缪希雍、柯韵伯、钱潢、余听鸿、陶君仁等，其皆推崇仲景之说，对仲景学术发展具有重要贡献，现将其部分思想进行归纳整理，窥见一斑。

一、孜孜"活人之书"，传承仲景思想莫善于此

对仲景之书出版，是虞山医派对《伤寒杂病论》最大的贡献之一，明代赵开美刻印《仲景全书》，后世虞山医派各大家无不获益于此，江南诸师亦以此研习仲景之说，此书共有二十六卷，《伤寒论》与《注解伤寒论》各十卷，《金匮要略方论》与《伤寒类证》各三卷，其中《伤寒论》为翻刻宋版原书而成，做工精美，几乎还原其本来面貌，为当今中医界首选版本。赵本《伤寒论》有所区别于宋代成无己《注解伤寒论》，其补充了辨脉法、平脉法、伤寒例以及"可不可诸篇"，理应成为研究《伤寒论》的重要资料，比较全面的还原了原著本来面貌，现存赵本《伤寒论》为后世医家校注及研读仲景之书提供了重要资料。

除此之外，虞山医派诸家在深入研习仲景学说基础上，对其进行了创新发展，在仲景学术思想发展史上具有里程碑式的意义，其代表人物有柯韵伯、钱潢，被虞山医派称为"虞山伤寒双杰"。

清代柯韵伯，字韵伯，祖籍慈溪，后移居虞山，在此行医著述，终老于此，其精伤寒之学，并能运用《灵枢》《素问》藏象、运气、脉诊、病机、病能等学说以阐释《伤寒论》，如其以《黄帝内经》兵法之要创经界之说、正六经之义，独具匠心，又如其在继承仲景脉学思想基础上，提出病有阴

阳，脉亦有阴阳，对后世脉学的发展具有重要贡献；并敢于跳出前人伤寒学说的圈子，对前人王叔和、林亿、成无己等编次体例进行深刻评斥及重新编次，独出心裁，用批判的眼光，灵活的思维，并对其中某些不合实际情节的内容，进行了大胆革新。此外，柯师独具慧眼，确立制方大法，开创仲景方剂学说新体系，所著《伤寒来苏集》即是其在江苏虞山行医时对仲景思想的深刻领悟。

清代钱潢，字天来，其在前人《伤寒论》研究基础上纠失补缺，按照"三纲学说"及"六经辨证"重新编次，独具风格，并对各篇原文详予注释，其释文遵从《黄帝内经》之旨，选取成无己以来历代注家之精微，本着"合者择之，谬者摘之，疑者释之，混者晰之"的原则，而有所补阐、辨正，每方均有方论、析义、辨误、论治，务使读者能明立法之意、用药之因，从中领悟仲景理法制方之妙，体现了钱氏"以法类证统方"的治伤寒学术特点；此外钱氏在注释中力倡"六经自受"理论，这对解决伤寒学派传变、直中之争及后世医家理解伤寒发病规律大有帮助，所著《伤寒溯源集》为虞山医派研习仲景之学的代表之作。

除"虞山伤寒双杰"外，另有喻嘉言，亦为虞山医派研究伤寒学的代表医家，其一生曲折坎坷，从儒到佛，从佛到医，参禅悟道，终以医学名世，晚年在常熟居住 17 年左右，求医者络绎不绝，每每门庭若市。喻氏著作颇多，以《寓意草》《尚论》《医门法律》最为出名，其中《尚论》是喻嘉言伤寒学术成果之精华。其批判王叔和、林亿、成无己篡改原文，继承和发扬方有执三纲鼎立之说，坚持错简重订；并单独列出春夏温热病，专篇论述，其寒温统一思想，是对伤寒学理论的补充发展。喻氏将《伤寒论》理论系统化，并加以推广，正因如此，使此经典之作在清初中医学术界达到空前高度，私淑喻氏者众多，其中钱潢即是其中之一。

二、承于仲景阳明热化，首创脾阴启创温病之说

仲景阳明热化证往往伴随阴伤，经方除给予承气汤类攻下法之外，尚有胃强脾伤之脾约证，则在攻下同时兼予顾阴，而后者更贴切江南湿热温病阴伤之机，明末虞山名医缪希雍深习其中奥妙，首次提出"脾阴之说"，其言："世人徒知香燥温补为治脾之法，而不知甘寒滋润益阴之有益于脾也。"故用药常以石斛、木瓜、牛膝、白芍药、酸枣仁等为主，佐以生地黄、枸杞子、

茯苓、黄柏等品，并以酸甘柔剂作为补脾阴的用药原则；阳明热甚，脾阴久伤不愈，则暗耗肾水，并在此基础上提出"内虚暗风"说，其言："真阴既亏，内热弥甚，煎熬津液，凝结为痰，壅塞气道，不得通利，热极生风。"此开辟了仲景学说在温热病中运用的先河，并对后来温病学派的兴起具有重要启示作用，其学术思想被广泛记录于《先醒斋医学广笔记》及《神农本草经疏》中。

当代虞山名医陶君仁更是深得其真传，除在温病治疗中重视脾阴之说外，其在治疗肝胃杂病时更重视柔肝胃之阴，认为肝体阴而用阳，肝用偏亢，肝阴必伤，胃阴亦必受损，治之必须兼顾肝阴、胃阴两方面，方可取得较好疗效，故在柔肝处方时每每加入生白芍、生甘草、木瓜、酸枣仁等，取仲景芍药甘草汤养肝胃阴之意，是为对缪师"甘寒滋润益阴"养脾阴思想的继承发展。

三、深化仲景辨证论治，强调时地议三因制宜

缪氏认为，《伤寒论》一书"循至今时，千有余年，风气浇矣，人物脆矣"。随着历史发展，不仅时气变异、方土有殊，而且人的体质亦有差异，不能用古方来套用今时之病，用药应与时俱进，因地、因时、因人制宜，故而师仲景之意，变而通之。正如其在"伤寒时地议"中曰："况南北地殊，厚薄不侔，故其意可师也，其法不可改也。循至今时，千有余年，风气浇矣，人物脆矣。况在荆、扬、交、广、梁、益之地，与北土全别，故其药则有时而可改。非违仲景也，实师其意，变而通之，以从时也。如是则法不终穷矣。"

缪氏论治伤寒病，颇多化裁仲景现载成法：如其对太阳病之治，常以羌活汤代麻、桂，习惯运用羌活、前胡、葛根等辛凉之品以疏散风寒，且每每以羌活祛风散寒除湿为君，此因江南之域"从无刚劲之风，多有湿热之患"，然麻黄虽以散寒之力胜，但过于温热，不适宜南方，故避而不用；此外，其亦强调药物加减亦应考虑季节变换，如秋深冬月加紫苏、葱白，冬月严寒，感邪即病，可加麻黄一钱、生姜四片，得汗勿再服；若病人自觉烦躁，喜就清凉，不喜就热，兼口渴，此欲传入阳明，善大剂运用羌活汤加竹叶石膏汤之类，得汗即解；另外缪师亦强调，不同之人体质差异，不可同方论治。此三因制宜之治病思路即为仲景辨证论治的深化，对后世医者治温病颇具指导

意义。

四、继承仲景杂病思想，内外复法相得益彰

晚清名医余听鸿，为虞山医派史上内外治皆精通的大家之一，其师承孟河医派，推崇仲景之说，善将仲景之说灵活运用于杂病内外治中，在虞山有"余仙人"之美誉。余氏治病重视内外治结合，正如其所言："欲内外两科合而为一，得医术之全体。""如遇内外兼证，始终一手调治，医者可得心应手，病者亦受益多矣。"如其内外结合引火归元，治疗少阴龙火上燔之齿衄，又如其中治疗喉病时秉持仲景之内外治结合之法，运用刀针配合仲景治咽喉方半夏散及汤、桔梗汤等，效如桴鼓。

余师所著《伤寒论翼注》《外证医案汇编》《诊余集》为其学术代表之作，对《伤寒杂病论》内、外治思想进行了较为系统的总结，确立了辨证外治及辨病辨证相结合的诊疗思路；同时承于仲景多元化外治途径的思想，治疗方法众多，给药途径广泛，这些方法形成了后世虞山医派外治疗法的雏形；此外其深受仲景"治未病"思想影响，在外治中灵活运用针刺防病思路，对外感病及中风病皆可做到防患于未然。

五、创新仲景血证理论，临证另辟治血要法

《伤寒论》血证条文有 35 条，约占总条文 8.7% 左右，以透热治血，清热凉血，活血祛瘀及温经固摄止血为仲景治血明训，缪希雍言："今之疗吐血者，大患有二：一则专用寒凉之味、如芩、连、山栀、四物汤、黄柏、知母之类，往往伤脾作泄，以致不救，一则专用人参，肺热还伤肺，咳嗽愈甚。"其对仲景治血思想的基础上，改革了传统收涩、攻伐及寒凉之法的治血思路，深入研究血证病因病机，开创性提出了"见血休治血"的"吐血三要法"："宜行血不宜止血""宜补肝不宜伐肝""宜降气不宜降火"，此对中医认识血证的病机及其治疗皆具有重要意义，后世虞山陶君仁所提出著名的"柔肝藏血治血证"正是受此启发。

六、秉承仲景药食同源，善用食疗巧愈顽疾

药食同源为仲景治病思想重要特色之一，如在其群方之冠桂枝汤运用中，该方药物组成及药后调理皆可视食疗的重要性；又如其用血肉有情之品

治疗女子阳虚气血不足之当归生姜羊肉汤，堪称中医食疗之经典。余师深得仲景食疗之精髓，在诸多杂病治疗中，配合运用食疗，每每奏效，如其在治疗精血枯槁之痿症和关格等症时，亦同样强调扶正固本，但多用血肉有情之品，诸如老母鸭、鹿角胶、龟甲胶、线鱼胶、牛筋、羊胫骨、鸡翅、猪脊筋、羊肾、海参、淡菜等，正如其在《诊余集》中引《黄帝内经》所言："精不足者，补之以味。"该思想在先师陶君仁诊疗中运用非常广泛，其曾以猪肝桑椹汤治疗诸多肝炎患者，每获良效，该方以猪肝（清蒸取油）、鲜桑椹子养血为君，配合生木瓜、生麦芽、生甘草、四君子汤之类柔肝健脾，及丹参、莪术、三棱等活血化瘀，共奏柔肝健脾、养血活血之功，已被虞山医派当代医家灵活运用于各种类型肝炎及肝硬化的中医治疗中，形成了独特的中医治肝病特色。

结语

虞山医派源远流长，历代医家层出不穷，对仲景学说继承发展为本派医学之精要所在；其临证用药新奇，既不拘泥古方传统，又不失辨证缜密，知常达变。对此学术思想的提炼有助于我们认识虞山医派的发展轨迹，更为我们探析江南医派的理论源泉提供了线索。

《伤寒论》哲学思想探赜

中医药蕴含着伟大的哲学智慧,《伤寒论》亦是如此,作为中医四大经典之一,其对中医临证具有重要启示意义,而其中之哲学思维功不可没,就如六经,即包含三阴三阳之阴阳矛盾思想。除此之外,此书还有诸多哲学内涵值得我们挖掘,本文以此为出发点,梳理几点个人愚见,论述如下。

一、精诚合一,经典根基

"精诚合一"思想是医学亘古不变之追求,亦是医者临证必须之法则,此思想源于东汉末年医圣张仲景《伤寒论》之"道术合一"理念,亦与唐代孙思邈《备急千金要方》之"大医精诚"观相一致,即医术与医德相结合,此为中医经典著作之根基,被历代中医大家所追求。

医学教育当以"精诚合一"为根本,即术与德之结合,不仅培养学生学习医术,而且加强其医德教育,传承"术德合一"思想。正如《伤寒论》自序,其不仅交代了成书的历史背景,更是悬壶济世者的心灵洗礼之作,表达了作者进则救世,退则救民,不为良相,愿为良医的崇高思想。医者当恪守医乃仁术,济人为本之宗旨,不欺妇幼,不鄙童叟,不薄贫贱,不厚富贵,此亦是为人民服务思想之体现,蕴含着深刻的哲学内涵。

二、阴阳矛盾,相反相成

中医认识世界万物、人体生命及证治疾病等皆与阴阳这一朴素唯物主义哲学思想密切相关,而阴阳之间相反相成,作为中医治病基本思想,为千百年来历代医家所推崇。提到辨证论治,多数医者常一味纠偏,如表闭发汗、阴虚滋阴、阳虚温阳、瘀血活血等,虽符合阴阳平衡之基本准则,然临证未必尽如此，平衡阴阳有时亦需相反相成，此为《伤寒论》组方的重要思想之一。

相反相成区别于单一纠偏的辨治思路，其源于阴阳互根，以反促进，反激增效。临证灵活运用此思路，或敛散同用，或寒热并用，或咸寒反佐，或刚柔相济，或气血并治，或动静相宜，或表里兼顾，或升降相因，或举陷通淋，或润燥共用，抑或攻补兼施，皆为相反相成之实例。

此外，有时正治不行亦可反治，如用桂枝汤"以汗止汗"治疗自汗证，又如运用大承气汤治疗"自利清水，色纯青"之热结旁流证，再如用通脉四逆汤治疗"身反不恶寒，其人面色赤"的阴盛格阳证，白通汤所治阴盛戴阳证亦是如此，看似相反治疗，然皆符合辨证论治之理，同样为相反相成思路之体现。

三、局部整体，综合探析

整体观是中国哲学的重要内容，亦是中医学的重要特征，此在《伤寒论》中有着深刻体现，张仲景提出"观其脉证，知犯何逆，随证治之"的辨证论治理念，即是兼顾整体与局部思想的反映，当患者出现某些部位病变时，有时可反映全身的疾病特征，如此条文中"脉象"对诊断的提示意义，又如可通过小便情况来辨析患者黄疸的证候属性等，皆为从局部推知整体的哲学思路。

当然，虽然局部有时可反映整体，然不可过于拘泥，亦当兼顾局部病症与全身证候，而进行综合考量。如同样是"喘"，在《伤寒论》中有桂枝加厚朴杏子汤证、麻黄汤证、小青龙汤证、麻杏石甘汤证、葛根芩连汤证，甚至承气汤证等不同证候，即病变不仅在肺，亦在全身。

上述诸方之中，除治肺外，亦有治肠之体现，中医所谓"肺与大肠相表里"即是此意，临证须知肺病有时并不完全在肺，与大肠传导功能亦密切相关。故不可只考虑局部病变的治疗，同时应兼顾患者整体状态，就肺肠同治而言，已有学者研究证实，适当的通腑治疗，其效应并非仅针对腑实本身而言，对全身各脏器亦有着较好的调节作用。

此外，同样是腑气壅滞，张仲景除运用三承气汤之外，亦有麻子仁丸攻补兼施，甚有蜜煎导与土瓜根、猪胆汁灌肠，此即为充分顾及患者体质情况下的综合施治，否则虽通下大便，然患者正气亦会大损，甚至性命不保。

我曾经治疗肺疾伴有数日不大便的妇人，虽欲以承气汤下之，然此患者气血严重不足，故而转用灌肠之法，便通而肺疾得愈；亦治一荨麻疹患儿，考虑其腑气壅滞较甚，故并非采用宣肺透疹，而是通腑清热，随着患儿大便通畅，疹即开始消退，此皆通过整体辨治局部病变之实例也。

四、矛盾诸多，须分主次

哲学认为任何过程中存在多种矛盾，然总有主要矛盾，要善于抓住主要矛盾，这与《伤寒论》中抓主证的思维如出一辙。所谓抓主证，即通过掌握患者主证来认识疾病，并由此认识其证候的病机本质，从而确立其论治方药。

有时患者同时有多种证候兼夹，然某一证候比例居多，则当以此主证为治疗主线，如三阳合病可以白虎汤治疗，亦有以小柴胡汤治疗，此因三阳病证偏重不同，即主证有异，故证治亦不同，此临证抓主证思想即是抓主要矛盾之体现。类似于此，仲景在治少阳阳明合病时，当患者阳明病证之程度较轻，表现为"大便溏""小便自可""舌上白苔"，则以小柴胡汤治之，此即抓主证之思路。我临证曾治一突发左侧听觉障碍患儿，自诉有朦胧感，内镜检查示左耳道充血水肿，受"少阳中风，两耳无所闻"的启示，当属少阳病。此外，其大便虽一周未行，然舌苔如常，无黄燥、厚腻等，此典型少阳阳明合病，并以少阳病证为主证，遂以小柴胡汤治之。患儿服药一周即病证消失，复查内镜亦恢复正常。

五、定性定量，综合辨证

定性与定量辨证是《伤寒论》辨证特色之一，其不仅为临证参考，对现代研究亦具有重要启示意义。作为辨证论治专书，《伤寒论》在对六经疾病认识、证型诊断、治法运用、方药剂量、配伍比例及给药方式等方面皆重视量的思维，较好把握了疾病证治过程中从简单到复杂量的概念。如少阳阳明合病，根据阳明病所占比例的不同，分别可选用小柴胡汤、柴胡加芒硝汤及大柴胡汤等治疗，又如同样是太阳蓄血瘀热互结证，根据瘀热程度及瘀、热比例的不同，亦有桃核承气汤证、抵挡汤证及抵挡丸证的差异。

《伤寒论》量辨思想对疾病辨治"度"的把握具有重要临床意义，为因人、因病而异辨治思想的重要体现，其根据不同情况选择最适宜的治疗方

伤寒琢

法，强调疾病治疗时诸多干预因素的最佳状态，定量辨证相对定性辨证而言更为具体，然此定量毕竟是相对模糊的概念，要提高中医辨证及临床疗效，须医者提高临证技术，积累临证经验，有时亦可适当结合西医学的相关技术，对辨证论治进行更全面、更精确的量化，然不可固化。

六、否定之路，螺旋上升

《伤寒论》载有不少复杂病证，其往往变化较多，转归不定，对这些病证的诊断和治疗须经过反复甚至多个反复才能得到痊愈，在这个过程中，原文记载了对先期治疗的否定，然后提出新的治疗措施，蕴含了丰富的逻辑判断、推理及分析。如《伤寒论》第159条言："伤寒服汤药，下利不止，心下痞硬。服泻心汤已，复以他药下之，利不止，医以理中与之，利益甚。理中者，理中焦，此利在下焦，赤石脂禹余粮汤主之。复不止者，当利其小便。"医者不断否定前期治疗，最终得出最佳治疗方案，此即否定之否定的思维，为走向正确辨证的"否定"之路。所以临证要有面对失误的勇气，以及总结不足从而获得成功的能力，认识事物的发展过程是螺旋式上升，而鲜有直线式的道理。

《伤寒论》之"否定"的诊疗思路，有时可为鉴别排除的诊断思想，有时亦可是试探性的治疗思路。就鉴别诊断而言，《伤寒论》第5条言："伤寒二三日，阳明少阳证不见者，为不传也。"通过不见阳明及少阳的病证而排除其疾，《伤寒论》第61条亦围绕"烦躁"，通过"不呕，不渴，无表证，脉沉微，身无大热"等一些阴性体征，逐渐排除其他可能出现烦躁的病机，从而使最终诊断更趋于准确，《伤寒论》第63条辨"喘"亦是如此，"不可更行桂枝汤"排除桂枝加厚朴杏子汤证之喘，"汗出而喘"又排除无汗而喘的麻黄汤证、小青龙汤证等，"无大热"又可排除阳明之热迫肺所致之喘，书写严谨精妙，让人不由叹为观止；而试探性治疗则是通过试探，肯定或否定前期所做之假设，如张仲景以剂量较轻的小承气汤试探患者是否有肠腑壅滞之疾，通过患者药后转矢气与否，做出相应判断，若转矢气说明确有燥屎内停，则给予通下作用较为峻猛的大承气汤治疗，反之则立刻停止。

七、现象本质，辨析真假

"透过现象看本质"是一个重要的哲学思想，此思想在《伤寒论》中亦有所体现，医者要透过千丝万缕的临证资料，抽丝破茧，辨析疾病真假，最终获得准确诊断，如张仲景对寒热、虚实真假的描述即是此思想的体现。

就寒热真假之辨而言，《伤寒论》第 11 条言："病人身大热，反欲得衣者，热在皮肤，寒在骨髓也；身大寒，反不欲近衣者，寒在皮肤，热在骨髓也。"此言一些患者全身很热，却要多穿衣服，而另一些患者身体看似寒凉，却不愿多穿衣服。前者本质为寒证，乃阴寒格热于外之真寒假热证；而后者本质为热证，为阳郁于内，热甚格寒于外之真热假寒证。

就虚实真假之辨而言，《伤寒论》第 120 条、122 条描述通过饮食辨虚实真假之证，患者虽腹中饥，然口不能食，说明胃火亢盛是假，而脾胃虚弱、运化无力为真；同理有些患者虽欲食冷食，然朝食暮吐，亦说明胃气衰败；有些患者脉象数疾，然此"脉数"并不一定是实热证。此外，一般情况下胃火旺的患者当消谷引食，但此患者却发生呕吐，根据病史，其前期发汗过度，此胃气损伤之因，综合考量，得出此"脉数"之本质在于胃中虚冷，因阳气虚衰，气血生化不足，反射性的引起脉搏跳动加快。当然亦有些患者看似为虚寒证，然其本质却为实热证，如临证所遇诸多积食患儿不欲饮食即是此理，其不欲饮食并非只有脾胃虚弱之因，食积为此刻之主要矛盾，待食积消除，则脾胃之运自然恢复。面对虚实真假，医者当结合脉证，全方位整体审查，四诊合参，虚则补之，实则泻之。

结语

与西医学不同，中医根源于古代朴素唯物主义哲学，《伤寒论》作为一部中医经典著作，蕴含深刻的哲学内涵，这些哲学思想对医者为医、临证实践、治学研究及中医教育等皆有重要启示意义。本文简单梳理了《伤寒论》中的哲学思想，为中医学相关的哲学研究抛砖引玉。

《伤寒论》思政思想探赜

《伤寒论》作为一部中医经典著作，不仅记载了诸多治病之法，亦蕴含大医精诚的普世价值观，是中医思政教育的重要教材，本文从《伤寒论》原文出发，对其间相关思政思想进行探析，以此启迪中医思政教育。

一、熟读自序，精诚品质

《伤寒论》自序作为此书的开篇，不仅交代了成书的历史背景，更是悬壶济世者的心灵洗礼之作，表达了作者进则救世，退则救民，不为良相，愿为良医的崇高思想。读之一气呵成，畅快淋漓，细细品味，又与我们社会主义的核心价值观，为人民服务的精髓相一致。

医者当有怜悯之心，看到一个个鲜活生命因伤寒黯然逝去，仲景内心感伤"家家有僵尸之痛，室室有号泣之哀"，正是此特定时代背景，成为其学术思想形成的动力，故"感往昔之沦丧，伤横夭之莫救，乃勤求古训，博采众方"，此自私自利，麻木不仁之辈所不可及。遥想东汉末年，瘟疫导致大量患者死亡，正如仲景所言："余宗族素多，向馀二百，建安纪元以来，犹未十稔，其死亡者三分有二，伤寒十居其七。"从张氏族人的遭遇即可看出当时中华大地所历经之磨难，幸运的是当代中国，不管是 2002 年爆发的非典型肺炎，抑是 2021 年的新型冠状病毒肺炎，由于中国政府强大的执行力及中西医并重的诊治思路，我们国家病毒感染及死亡人数与过去不可同日而语，亦明显低于世界其他国家，作为这个时代的医者，甚为庆幸，亦须感恩。

医者当有崇高理想及不为名利所羁绊之风骨，"上以疗君亲之疾，下以救贫贱之厄"，常存富贵贫贱一视同仁的济世救人之心，鄙视"但竞逐荣势，企踵权豪，孜孜汲汲，惟名利是务"之士。正如仲景所谓："趋世之士，驰竞浮华，不固根本，忘躯徇物，危若冰谷，至于是也。""皮之不存，毛将焉附。"

医者当心思缜密，性命所托，不可草草了事，仲景明确反对了那种"省疾问病，务在口给，相对斯须，便处汤药，按寸不及尺，握手不及足，人迎趺阳，三部不参，动数发息，不满五十，短期未知决诊，九候曾无仿佛，明堂阙庭，尽不见察，所谓窥管而已"的敷衍了事的诊病态度，此心浮气躁之心乃医者大忌。现在不少中医医院或门诊部都用电脑处方，部分中医大夫只顾临证速度，不仔细思辨，直接草率转方，虽门诊量较大，然其质却参差不齐，实属缺憾。我要求和我抄方的学生都要手写处方，一方面能加强其对方药的记忆及感悟，另一方面亦可避免养成懒惰之心理，每一方每一药皆有灵魂，不可草草了事，此对其未来行医甚为重要。当然，若以后其知识面开阔，学术思想逐渐成熟后，亦可适当灵活运用电脑等现代仪器，就开始学习阶段而言，切勿急于求快。

二、防患未然，居安思危

仲景重视"治未病"，不仅未病先防，亦既病防变，如晋皇甫谧在《甲乙经·序》中所载："仲景见侍中王仲宣，时年二十余。谓曰：君有病，四十当眉落，眉落半年而死。令服五石汤可免。仲宣嫌其言忤，受汤勿服。居三日，见仲宣，谓曰：服汤否？曰：已服。仲景曰：色候固非服汤之诊，君何轻命也！仲宣犹不言。后十年果眉落，后一百八十七日而死，终如所言……"此虽是讳疾忌医的故事，然可看出仲景对疾病发生、传变的先知，以及提前治疗的截断思想。

《伤寒论》中不管是对疾病认识还是治疗，都强调先安未受邪之地，防患于未然，如太阴病暴烦下利的转归，是"至七八日，虽暴烦下利日十余行，必自止，以脾家实，腐秽当去故也。"还是"至七八日，大便硬者，为阳明病也。"或是转属少阴，阴竭阳脱，无物可利，皆须医者根据患者的病情及整体状态做出判断，从而为下阶段提前干预做准备；再如"病人藏无他病，时发热、自汗出而不愈者，此卫气不和也，先其时发汗则愈，宜桂枝汤。"面对反复发作的发热、自汗，医者当在其症状发作之前，提前用药，调和营卫，则可避免下次病证的重复。

疾病在初期轻微之时如不提前干预，任其发展，则会逐渐恶化，甚至病入膏肓，如《伤寒论》中阳明及少阴急下证，患者出现阳明腑实与少阴阴伤相结之恶性循环，仲景果断运用大承气汤釜底抽薪："阳明病，发热汗多者，急下之，宜大承气汤。""发汗不解，腹满痛者，急下之，宜大承气汤。"患者阳明腑实证，仅表现为发热汗多或腹满，仲景却要急下，是因疾病进展迅速，若不当机立断，则会有肝肾精血耗伤乃至枯竭之势；"少阴病，得之二三日，口燥咽干者，急下之，宜大承气汤。""少阴病，六七日，腹胀，不大便者，急下之，宜大承气汤"。患者仅表现为口燥咽干或腹胀不大便，亦须急下之，是因其本属少阴阴伤为病，若不急下，则愈发精血损伤，故需急下存阴。此截断疾病的思路在太阴病"当温之，宜服四逆辈"之越经温阳，及少阴阳虚，"脉沉者，急温之"之见微知著，皆有所体现，只因少阴病为疾病较危之候，故须在疾病初见之时就未雨绸缪。

我常教育学生在平时学习中当以此思想为指导，以病为鉴，以史为鉴，谨防"千里之堤，溃于蚁穴"，以后行医后亦要认真对待小事，守住小节，绝对不能放任自己、放纵自己，否则必将酿成大错、悔恨终生。当于细微处见精神，于细微处见品德，不注意小节上的病变，就会出现大节上的顽症，以致成"温水煮青蛙"。当常保警惕之心，居安思危，自查自省，小病不治，酿成大疾。

三、正气存内，邪不可干

《黄帝内经》提出："正气存内，邪不可干；邪之所凑。其气必虚。"《伤寒论》对此思想进行了深入发挥，在疾病诊治中皆重视正与邪之间的关系，第 97 条在论述邪犯少阳时，提出"血弱气尽，腠理开，邪气因入，与正气相搏，结于胁下"的病机；在论述奔豚证时，特别重视心阳的作用，当心阳不足，则下焦寒邪或寒饮会乘虚而上冲；在表证兼里虚证时，一般治疗原则是先里后表，助正达邪，第 91 条言："伤寒，医下之，续得下利清谷不止，身疼痛者，急当救里。后身疼痛，清便自调者，急当救表。救里，宜四逆汤；救表，宜桂枝汤。"即是先补里虚再解表邪的代表条文；再如仲景在桂枝汤药后调护中啜粥、中病即止等顾护脾胃的思想即是如此。

我在临证时，面对诸多反复发作的慢性疾病，治疗不仅考虑祛邪，更多重视扶正，患者之所以会反复发作，虽与病邪有关，然内在正气不足才是根本，正如哲学上所谓"外因通过内因起作用"。如遇到一些反复发作的湿热淋证患者，首选方不是利尿通淋之五苓散，而是滋阴利湿之猪苓汤，再如治疗咳喘频发的患者，首选方不是麻黄汤、麻杏石甘汤及止嗽散等，而是沙参麦冬汤、生脉饮之类。医乃大道，不管是为人，抑或是为医，皆应一身正气，意志坚定，抵御各种诱惑，以免误入歧途，常须识此，勿令误也。

四、粗食为药，酒客成病

药食同源是《伤寒论》中一重要思想，然仔细研究书中常用治病食材，多是非常普通的廉价之物，桂枝汤中生姜、大枣及药后所喝之热粥，猪肤汤中猪皮，《金匮要略》猪膏发煎中猪膏，苦酒汤中米醋，甚至在试探除中时所用的索饼，试问一部经典著作，所用之品为何如此简易？因东汉末年，天灾人祸、战火连天，百姓食不果腹、衣不裹体，正如仲景自序中所言："中原大地，白骨委及，人相食啖。"能有此药食同源之物已实属不易，很多患者因长期饮食贫乏，导致营养不良，往往脾胃虚弱，气血不足，故猪皮即是补益佳品，猪膏即可润肠通便，就算是在临终时，试探回光返照的除中证，所用"美食"索饼，即面条、面饼，已是人间美味。

我们当代所遇时代乃历史之最好时代，饮食丰盛，甚至营养过剩，疾病谱随之改变，故仲景当年所用药食同源之物或许鲜被当代医者所用，此时代之进步，然我们不能忘记历史，人无远虑，必有近忧。虽我们现在多数人已衣食无忧，然切不可浪费，一饱之需，何必八珍九鼎？三餐之盘，定要一干二净，勤俭节约一直是中华民族的传统美德。

此外，饮食有度，避免暴饮暴食，亦是养生的需要，正如《伤寒论》桂枝汤禁忌证中所提之酒客病，即是对因饮酒过度，所导致湿热体质患者的形象描述，当代很多人有嗜食辛辣刺激、肥甘厚味的饮食习惯，亦是导致这种体质的重要因素。平时生活中主张"光盘行动"，制止餐饮浪费，同样为促进全民健康、提高全民体质的长远考虑，利国利民。曾遇一膳食科医者，常感慨仲景时代之贫瘠，其针对不同患者的脾胃运化功能，定制不同分量的膳食餐，适当控制食量，不仅顾护了患者的脾胃，同时亦可防止部分食欲不振患者所导致的食物浪费。

结语

思政建设作为中医学科建设的重要内容，不仅关系到如何培养医生，更需要明确培养什么样的人才。《伤寒论》作为一部经典著作，现已形成一门经典学科，其核心价值与中华民族深邃的哲学思想、高尚的道德情操和卓越的文明智慧一脉相承，不仅包括了术的内容，更融入了德的思想，所以从经典中凝练思政思想，传术亦传德，传技亦承心。

参考文献

［1］汉·张仲景.伤寒论［M］.北京：人民卫生出版社，2005.

［2］汉·张仲景.金匮要略［M］.北京：人民卫生出版社，2006.

［3］汉·张仲景.白云阁本伤寒杂病论［M］.北京：中国中医药出版社，2019.

［4］隋·巢元方.诸病源候论［M］.太原：山西科学技术出版社，2015.

［5］唐·孙思邈.备急千金要方［M］.北京：中医古籍出版社，1999.

［6］宋·许叔微.许叔微伤寒论著三种［M］.北京：人民卫生出版社，1993.

［7］元·朱丹溪.朱丹溪医学全书［M］.太原：山西科学技术出版社，2020.

［8］明·张景岳.景岳全书［M］.太原：山西科学技术出版社，2010.

［9］明·缪希雍.先醒斋医学广笔记［M］.北京：人民卫生出版社，2007.

［10］明·李中梓.医宗必读［M］.北京：中国中医药出版社，2019.

［11］明·方有执.伤寒论条辨［M］.北京：中国中医药出版社，2009.

［12］清·叶天士.临证指南医案［M］.北京：人民卫生出版社，2006.

［13］清·王孟英.温热经纬［M］.北京：人民卫生出版社，2005.

［14］清·王清任.医林改错［M］.北京：人民卫生出版社，2005.

［15］清·吴谦.医宗金鉴［M］.2版.北京：人民卫生出版社，1982.

［16］清·黄元御.黄元御医书全集［M］.北京：中医古籍出版社，2016.

［17］清·柯琴.伤寒来苏集［M］.上海：上海科学技术出版社，1959.

［18］清·钱潢.伤寒溯源集［M］.上海：上海卫生出版社，1957.

［19］清·喻嘉言.喻嘉言医学三书［M］.北京：中医古籍出版社，2004.

［20］清·陈修园.陈修园医学全书［M］.太原：山西科学技术出版社，2011.

［21］清·余听鸿.余听鸿医案［M］.上海：上海科学技术出版社，1963.

［22］清·余听鸿.外证医案汇编［M］.上海：上海科学技术出版社，2010.

［23］清·曹颖甫.伤寒发微［M］.北京：中国医药科技出版社，2014.

［24］清·曹颖甫.经方实验录［M］.北京：中国医药科技出版社，2018.

［25］张锡纯.医学衷中参西录［M］.太原：山西科学技术出版社，2009.

［26］冉雪峰.冉注伤寒论［M］.北京：科学技术文献出版社，1982.

［27］陈亦人.伤寒论求是［M］.北京：人民卫生出版社，1987.

［28］南京中医药大学.伤寒论译释［M］.4版.上海：上海科学技术出版社，2010.

［29］马俊杰.陶君仁临证要旨［M］.北京：人民卫生出版社，2016.